NATÜRLICH HEILEN UND PFLEGEN MIT
TEEBAUMÖL

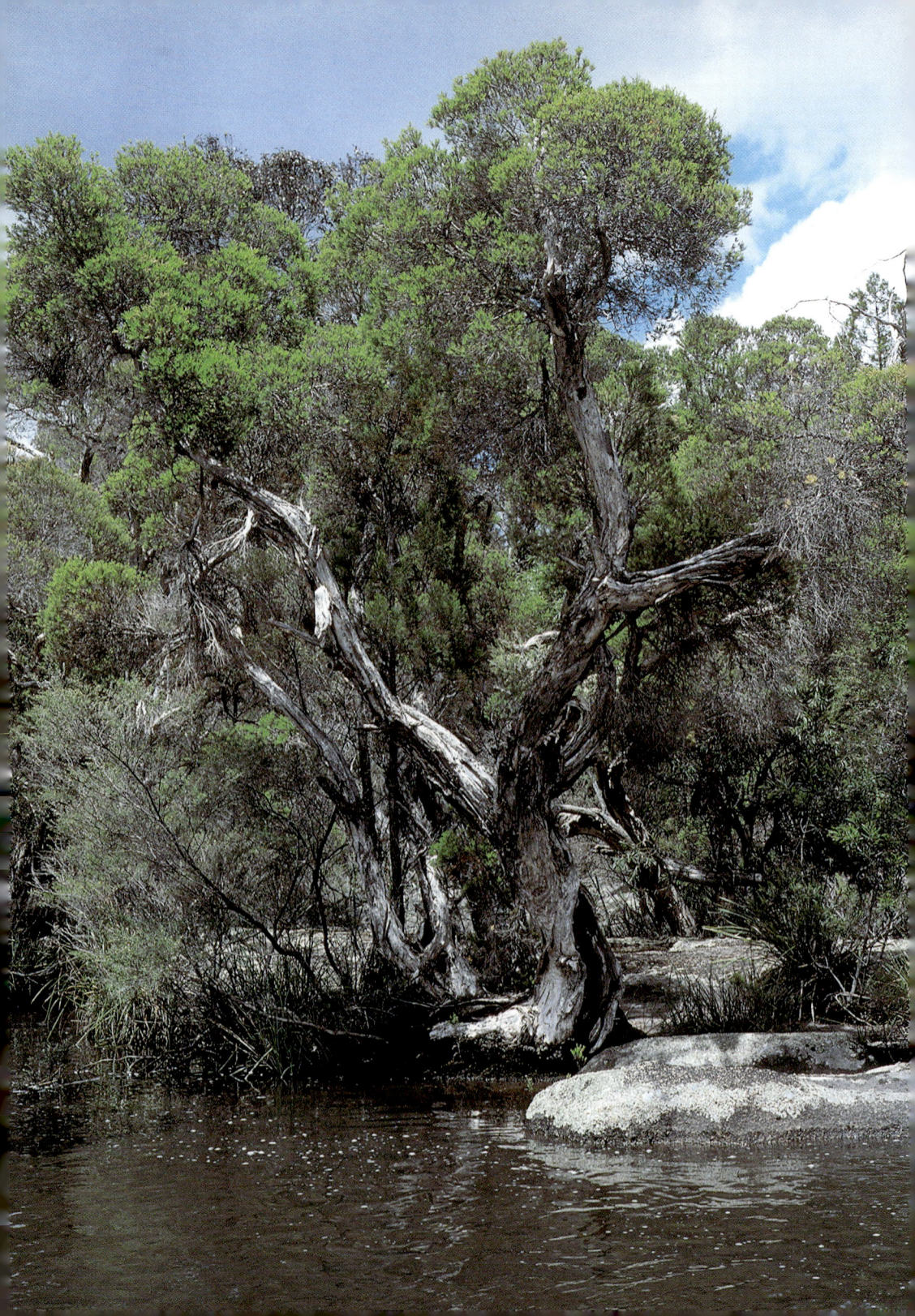

Heidelore Kluge

NATÜRLICH HEILEN UND PFLEGEN MIT
TEEBAUMÖL

Die besten Rezepte für Gesundheit und Schönheit

SÜDWEST

INHALT

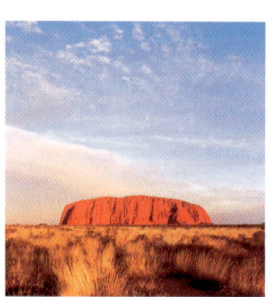

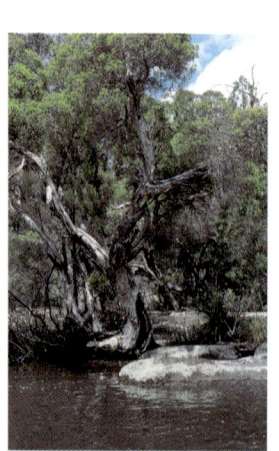

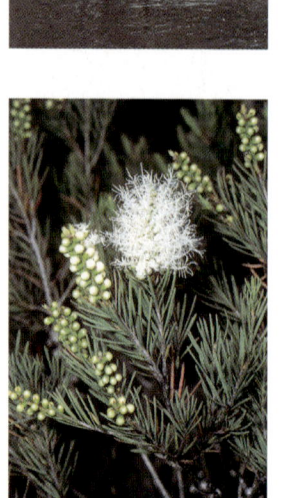

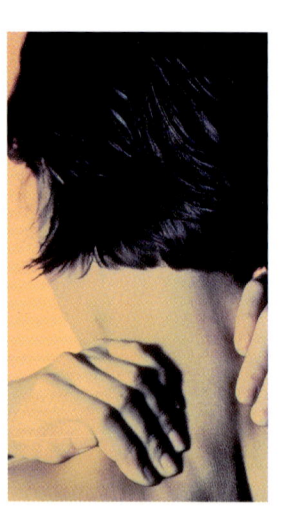

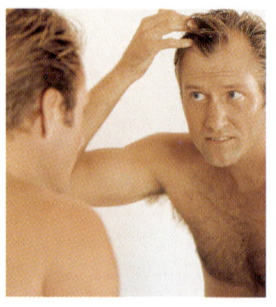

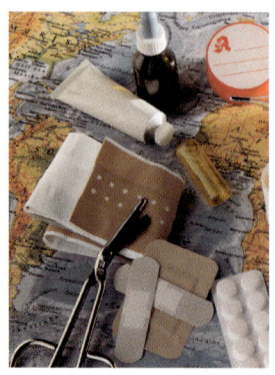

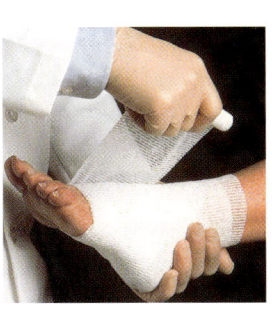

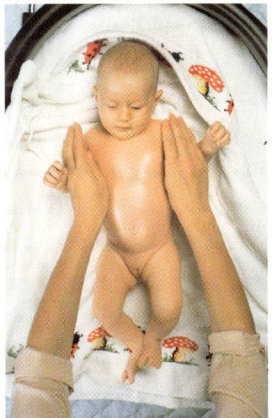

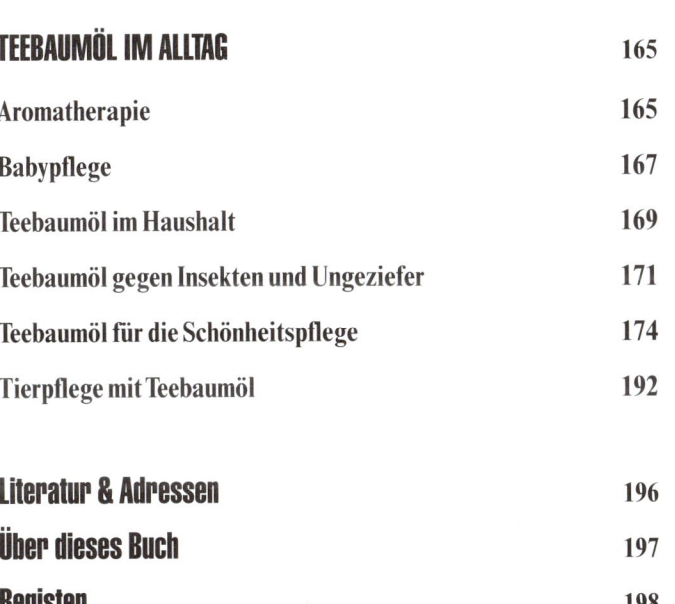

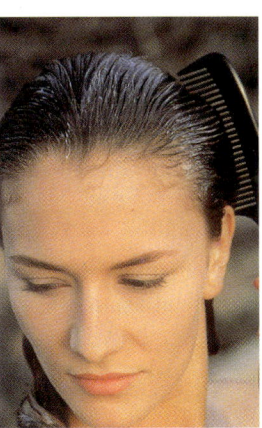

Vorwort

Wenn es um die Heilung von Krankheiten geht, finden heute natürliche Mittel zunehmend Aufmerksamkeit. Naturarzneien wie das australische Teebaumöl erlebten in den letzten Jahren sowohl in Europa als auch in den USA ein verstärktes Interesse.

Die Grenzen der Schulmedizin

Das starke Interesse an der Naturmedizin kommt sicherlich daher, daß viele Menschen zunehmend ihre Illusionen über die Möglichkeiten der Schulmedizin verlieren. Der Trend in der modernen medizinischen Praxis lautete bisher: Jede Krankheit muß mit einem spezifischen, isolierten und chemisch hergestellten Arzneimittel behandelt werden. Die Humanmedizin zersplitterte in immer mehr Fachrichtungen. Natürlich waren die wissenschaftlichen Fortschritte des 19. Jahrhunderts gerade auf medizinischem Gebiet von großem Nutzen.

Aber diese immer weitergehende Spezialisierung bedeutete auch, daß die Bedürfnisse des einzelnen Menschen als ganzheitliche Persönlichkeit immer mehr außer acht gelassen wurden. Die Mediziner konzentrierten sich mehr und mehr auf die körperlichen Anzeichen einer Krankheit und deren Behandlung. Dabei wurden die geistigen und seelischen Elemente vernachlässigt, die Befindlichkeit eines Menschen wurde auf das Niveau einer chemischen oder molekularen Interaktion reduziert.

Nebenwirkungen chemischer Medikamente

Obwohl viele der neu entwickelten Arzneimittel sehr erfolgreich die Symptome einer Krankheit bekämpfen konnten, entwickelten manche aber auch schädliche Nebenwirkungen. So machen beispielsweise viele Schlaftabletten süchtig, und bei länger andauernder Einnahme von synthetisch hergestellten Medikamenten wie beispielsweise Antibiotika kann es zu einem Zusammenbruch des natürlichen Immunsystems kommen. Dagegen gibt es bei der Anwendung von Teebaumöl keine Nebenwirkungen. Das Immunsystem wird durch die Unterstützung der körpereigenen Heilkräfte sogar noch verstärkt.

Wiederentdeckung der Pflanzenheilkunde

Während der vergangenen Jahre suchten immer mehr Menschen die Hilfe von »alternativen« oder »ergänzenden« Formen der Heilkunst. Eine große Rolle spielt dabei die Wiederentdeckung der Phytotherapie (Pflanzenheilkunde). Die Pflanzenmedizin ist eine der ältesten traditionellen Heilmethoden.

Pflanzliche Heilmittel wurden in allen Kulturen verwendet, wobei jede Kultur entsprechend ihrer örtlichen Flora ihr eigenes individuelles System entwickelte. Die Europäer und die Ureinwohner Amerikas, die Indianer, hatten einst wie jede eingeborene Rasse eine starke Tradition der Pflanzenmedizin – basierend auf den Pflanzen, die in ihrer jeweiligen Umwelt wuchsen.

Heilpflanzen der Australier

So waren auch die australischen Ureinwohner, die Aborigines, vertraut mit zahlreichen aromatischen Pflanzen, die als Arzneimittel verwendet werden konnten. Dazu gehören vor allem:

- Der Eukalyptus (Eucalyptus globulus)
- Der Teebaum (Melaleuca alternifolia)

Beide Pflanzen besitzen einen hohen Gehalt an wertvollen ätherischen Ölen.

Der Mensch ist ein Ganzes

Was unterscheidet nun die alternativen Disziplinen vom allopathischen Modell (Allopathie = Schulmedizin)?

Der Hauptunterschied ist wohl der »holistische« oder ganzheitliche Ansatz. Das bedeutet, daß die alternativen Formen der Heilkunde die physischen, emotionalen und spirituellen Bedürfnisse des Patienten als Ganzes bewerten. Auf diese Weise können die Gesamtharmonie und das Gefühl des Wohlbefindens – beides macht ja erst eine gute Gesundheit aus – wiederhergestellt werden.

Ganzheitliche Medizin kontra Streß

Der ganzheitliche Ansatz der Medizin ist gerade in unserer Zeit, da viele körperliche Beschwerden durch Streß, berufliche und familiäre Probleme und andere psychische Belastungen entstehen, besonders wichtig.

Die auf pflanzlichen Mitteln basierende Medizin hat eine lange Geschichte. So besinnen sich viele Menschen auf traditionell überlieferte Heilmethoden wie die der australischen Aborigines.

9

Schulmedizin und alternative Heilmethoden verbinden

Mittlerweile sieht auch die Schulmedizin mehr und mehr ein, wie wertvoll pflanzliche Heilmittel zur Behandlung von Krankheiten sein können. Naturheilkundliche Mittel bekämpfen nicht nur die Symptome, sondern aktivieren auch die Selbstheilungskräfte des Organismus.

Allopathische und alternative Ansätze zur Heilung von Krankheiten müssen nicht notwendigerweise in Opposition zueinander stehen. Jeder Weg hat seinen eigenen, ganz besonderen Wert. Was heute nötig ist, ist die Integration von moderner Wissenschaft und traditionellem Wissen.

In einigen ostasiatischen Ländern wie z. B. China und Indien werden traditionelle Formen der Medizin Seite an Seite mit modernsten chirurgischen und anderen Techniken angewendet. Inzwischen werden auch im Westen diese alten Heilmethoden neu bewertet.

Ein solcher Austausch zwischen den medizinischen Richtungen ist sehr wichtig:

- Einerseits die moderne Apparatemedizin für Notfälle
- Andererseits die sogenannte alternative Medizin, deren Methoden schon seit Jahrtausenden angewendet werden, während die »orthodoxe« Medizin beinahe noch in den Kinderschuhen steckt.

Teebaumöl – Wiederentdeckung eines uralten Heilmittels

Es ist auf den ersten Blick sicherlich erstaunlich, daß eine einzige Substanz – das Teebaumöl – zur Behandlung der verschiedensten Beschwerden verwendet werden kann.

Bei genauerem Hinsehen stellt man dann allerdings fest, daß die meisten Erkrankungen, die erfolgreich auf Teebaumöl ansprechen, in drei Kategorien fallen:

- Virusinfektionen
- Pilzinfektionen
- Bakterielle Infektionen

Die einzigartige Heilkraft des Teebaumöls besteht darin, daß es gegen alle drei Arten von Krankheitserregern wirkt.

Vielseitigkeit des Teebaumöls

In Anbetracht der vielen nützlichen Eigenschaften scheint es geradezu unvorstellbar, wie die Essenz des Teebaums so viele Jahre in Vergessenheit geraten konnte. Verantwortlich dafür waren sicherlich vor allem die Entdeckung des Penizillins und die Popularität der heute gängigen Antibiotika.

Antiseptikum der Zukunft

Teebaumöl hat hervorragende antiseptische Eigenschaften und kann zur einfachen und sicheren Behandlung einer Vielzahl von Beschwerden verwendet werden. Nach den Worten eines australischen Arztes ist es nur eine Frage der Zeit, bis das Teebaumöl als »das Antiseptikum der Zukunft« anerkannt werden wird.

Der einfache Gebrauch empfiehlt es außerdem für die Verwendung zur Ersten Hilfe – es sollte deshalb in keiner Haus- oder Reiseapotheke fehlen.

Dank seiner antiseptischen Wirkung ist Teebaumöl vielseitig verwendbar.

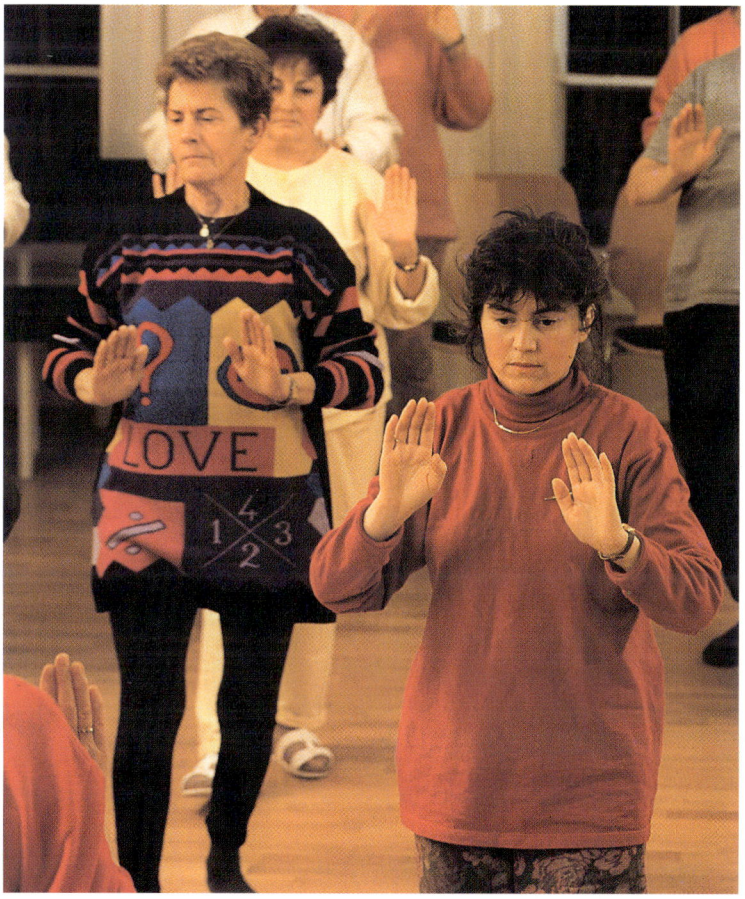

In asiatischen Ländern wird die traditionelle Heilkunst groß geschrieben. Neben der Akupunktur werden auch verschiedene Behandlungsmethoden eingesetzt, die auf Bewegungsübungen, Meditation und Atemtechniken basieren.

11

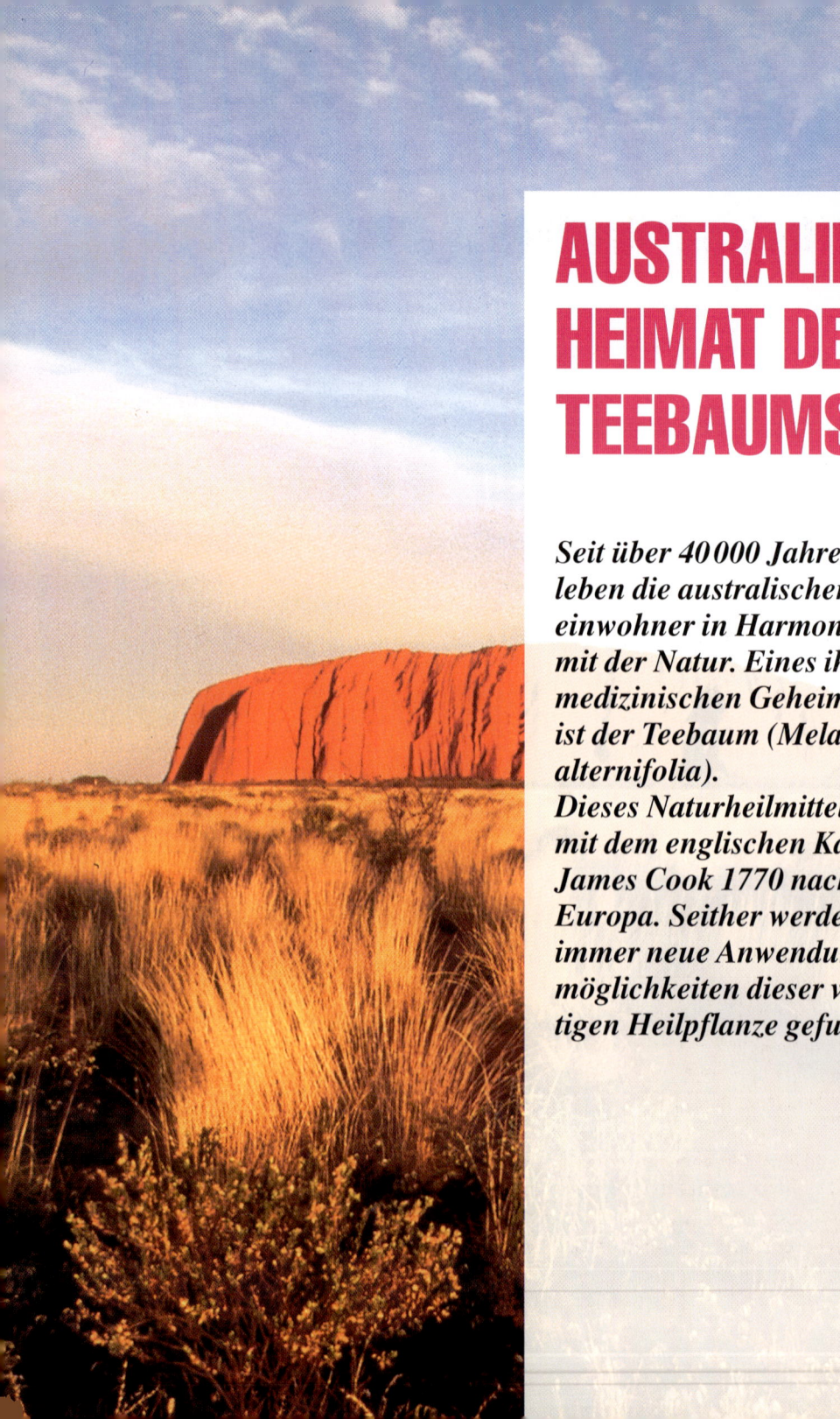

AUSTRALIEN – HEIMAT DES TEEBAUMS

Seit über 40 000 Jahren leben die australischen Ureinwohner in Harmonie mit der Natur. Eines ihrer medizinischen Geheimnisse ist der Teebaum (Melaleuca alternifolia).
Dieses Naturheilmittel kam mit dem englischen Kapitän James Cook 1770 nach Europa. Seither werden immer neue Anwendungsmöglichkeiten dieser vielfältigen Heilpflanze gefunden.

Die Herkunft des Teebaums

Das Land des Teebaums – Australien

Australien, die Heimat des Teebaums, ist in vielen Beziehungen ein Land der Wunder: Viele Tier- und Pflanzenarten gedeihen nur auf diesem Kontinent.

Erdgeschichte

Früher gehörte Australien gemeinsam mit Tasmanien, Neuseeland, Neuguinea, Hochafrika, Madagaskar und Vorderindien zur großen alten Landmasse des Gondwanalands. Vor etwa 60 Millionen Jahren löste sich eine gewaltige Landmasse von mehr als 3,5 Millionen Quadratkilometern langsam vom asiatischen Festland ab. Daraus bildete sich die größte Insel der Welt, das heutige Australien.

Kühler Süden, warmer Norden

Im Gegensatz zu Europa oder den USA ist das südliche Australien der Antarktis zugewandt und weist ein relativ kühles Klima auf. Dagegen herrscht ein warmes bis tropisches Klima in den nördlichen, äquatornahen Regionen.

Geologische Gliederung

In Australien finden wir eine große Vielfalt an Lebensgemeinschaften und Landschaften – von Gebirgen bis zu weiten Ebenen, riesigen Wüstengebieten und friedlichen Lagunen, üppigen Regenwäldern und dem größten Riff der Welt, dem Great Barrier Reef.
Australien ist ein Kontinent der Weite und Gleichförmigkeit mit nur geringen Höhenunterschieden. Der Erdteil gliedert sich in:

- Westaustralischen Schild im Westen
- Mittelaustralische Senke
- Schollengebirge im Osten

Das Schollengebirge im Osten, die Great Dividing Range, begleitet die Pazifische Küste, verliert von Süden nach Norden an Höhe und fällt gegen Westen ab.

Der australische Kontinent, die Heimat des Teebaums, weist ein starkes klimatisches Nord-Süd-Gefälle auf. Dies bildet die Grundlage für die üppige und vielfältige Vegetation des fünften Kontinents.

Klima – von tropisch bis trocken

Immer wieder-
kehrende und oft
jahrelang anhal-
tende Dürre-
perioden machen
der australischen
Landwirtschaft
schwer zu
schaffen. An
manchen Tagen
kommt es dabei
zu Temperatur-
schwankungen
zwischen nächt-
lichem Frost und
knallheißen
Mittags-
temperaturen
bis zu 40 °C.

Australien hat sowohl tropisches als auch subtropisches Klima. Die Breitenlage von Sydney und Melbourne entspricht der von Tanger und Casablanca in Nordafrika. Der Norden Australiens ist mit dem tropischen Sudan zu vergleichen. Die Lage beiderseits des südlichen Wendekreises verursacht ein trockenes Klima. Die Trockenzeit wird noch dadurch verstärkt, daß durch die Randgebirge das Eindringen maritimer Luftmassen behindert wird.

Die Jahreszeit bestimmt das Klima

Der jahreszeitliche Wechsel von Regen- und Trockenzeit ist sehr ausgeprägt: Im wechselfeucht tropischen Norden fallen die Niederschläge im Südsommer (Dezember bis März). Der Südosten und Südwesten erhalten ihre Niederschläge im Winter (Juni bis September) aus den Zyklonen (tropische Wirbelstürme) der außertropischen Westwindzone. Die Trockenzeiten werden durch das stabile Passathoch hervorgerufen, das sich im Sommer nach Süden und im Winter nach Norden verschiebt. Das Innere und der Nordwesten bleiben ganzjährig unter seinem Einfluß.

Flimmernde Hitze und klirrende Kälte

Die von See wehenden Südostpassate bescheren dem Osten zusätzliche Niederschläge. Diese fallen als Steigungsregen vor den Gebirgen und bleiben auf die Küstenregion beschränkt. Die Wirksamkeit der Niederschläge – vor allem der Sommerregen – wird durch eine hohe Verdunstung eingeschränkt. Die Niederschlagstätigkeit zeigt von Jahr zu Jahr starke Abweichungen. Immer wieder kommt es zu Dürren, die über mehrere Jahre andauern können. Solche Dürren gehen oft mit Hitzeperioden einher, in deren Verlauf über mehrere Wochen Tageshöchsttemperaturen von mehr als 40 °C gemessen werden.

Der Jahresgang der Temperatur unterliegt nur im Süden stärkeren Schwankungen. Im Norden beträgt die mittlere Januartemperatur 27 bis 32 °C, die mittlere Julitemperatur 21 bis 27 °C. Erheblich höher fallen die tageszeitlichen Schwankungen aus: Ihr Mittelwert kann im Innern des Kontinents über 20 °C erreichen. Fröste treten außer im Norden und Osten überall auf.

Besonderheiten der Pflanzenwelt

Die Vegetation Australiens und Tasmaniens bildet das australische Florenreich, das durch eine große Anzahl endemischer (nur dort wachsender) Arten und Gattungen gekennzeichnet ist: Rund 85 Prozent der Pflanzen wachsen nur in diesem Bereich.

Eukalyptus und Teebaum

Typisch für die australische Pflanzenwelt ist vor allem die Gattung Eukalyptus (über 450 Arten), die 90 Prozent der waldbildenden Arten Australiens und mit Eucalyptus regnans (der bis zu 150 Meter hoch wird) einen der größten Bäume überhaupt stellt. Als weitere für Australien charakteristische Pflanzengruppen sind zu nennen: Myrtenheide (Melaleuca – der Teebaum), mehrere hundert Gattungen der Silberbaumgewächse (Proteaceae), die meisten Kasuarinenarten (Casuarina), Akazien (Acacia) und Grasbäume (Xanthorrhoea).

Neben dem Teebaum ist der Eukalyptus mit seinen über 450 Spezies die australische Heilpflanze Nummer eins – und ein Leckerbissen für den australischen Koalabär.

Endemische Arten

Unter endemischen Arten versteht man Tier- und Pflanzenarten, die ausschließlich in einer einzigen Region vorkommen. Von Endemie – einem örtlich begrenzten Auftreten – spricht man jedoch nicht nur bei biologischen Arten, sondern ebenfalls bei Infektionskrankheiten.

Mit Hilfe endemischer Tier- und Pflanzenarten konnte die Verwandtschaft zwischen dem australischen Lebensraum und der indomalaiischen Region nachgewiesen werden.

Artenreicher Regenwald

Im Küstenbereich Nordostaustraliens finden sich tropische Regenwälder, die in Artenreichtum und Struktur den indomalaiischen Regenwäldern gleichen und reich an Epiphyten (Pflanzen, die auf anderen Pflanzen – z.B. Bäumen – wachsen) und Lianen sind. Sie wandeln sich südwärts in artenärmere subtropische Regenwälder mit starker Beimischung von Eukalyptusarten. West- und südwärts der Regenwaldgebiete dehnen sich lichte Eukalyptuswälder aus, die landeinwärts in Savannen übergehen.

Die Tierwelt Australiens

Tiergeographisch besitzt Australien eine Sonderstellung: Seine Fauna ist gekennzeichnet durch das Fehlen sonst weitverbreiteter Tiergruppen und durch das Vorkommen reich differenzierter primitiver Gruppen. Daher nennt man Australien auch »Land der lebenden Fossilien«.

Überblick über die australische Tierwelt

Die abwechslungsreiche Fauna in Australien besticht besonders durch ihre seltenen Tierarten: Känguruh, Koala & Co. ziehen immer mehr Touristen in ihren Bann.

Säugetiere: Mit Ausnahme von Fledermäusen und einer Anzahl kleiner, zu den Mäusen (Muridae) gehörender Nager fehlen hier alle plazentalen Säuger. Der Dingo und das Papuaschwein sind keine einheimischen Tiere, sondern wurden durch Menschen eingeführt. Statt dessen leben hier mehr als 100 Arten von Beuteltieren. Charakteristisch sind vor allem Känguruhs (mehr als 50 Arten), Kletterbeutler (mehr als 40 Arten), zu denen u. a. Kusu, Gleitbeutler, Streifenbeutler und Koala gehören, Ameisenbeutler (der Numbat), Beutelmäuse und Beutelmarder. Daneben leben hier die letzten Vertreter der primitiven Kloakentiere (Schnabeltier und Ameisenigel).

Vögel: Die Vögel sind durch großen Formenreichtum und zwölf endemische Familien, z. B. Emus, Leierschwänze, Honigfresser, charakterisiert. Besonders vielfältig sind Tauben, Papageien (über 300 Arten) und Eisvögel. Geier, Spechte und Flamingos fehlen ganz.

Reptilien: An Reptilien findet man besonders häufig Geckos, Agamen (sie gehören zur Familie der Echsen) und Skinke (ebenfalls Echsen) sowie vier Fünftel aller Warane. In Australien und Neuguinea beheimatet sind die Flossenfüßer (Pygopodidae). Von den über 100 Schlangenarten gehören rund 60 Prozent zu den Giftnattern.

Amphibien: Die Amphibien sind in Australien ursprünglich nur durch Frösche (Südfrösche, Laubfrösche, Echte Frösche) vertreten. Die Agakröte wurde erst 1935 aus Mittel- und Südamerika eingeführt.

Wirbellose Tiere: Vertreter der wirbellosen Tiere sind u. a. Megascolides australis, der mit über drei Meter Länge der größte Regenwurm der Welt ist, die Trichternetzspinne (Atrax robustus) und die Rotrückenspinne (Latrodectus mactrans – beide Spinnen sind giftig) sowie die Kompaßtermite (Amitermes meridionalis), die ihre Bauten immer in Nord-Süd-Richtung anlegt.

Die Lebensweise der Ureinwohner

Leben im Einklang mit der Natur

Mehr als 40000 Jahre durchwanderten die Aborigines – die Ureinwohner Australiens – friedlich und in Harmonie mit ihrer natürlichen
Umwelt den gesamten australischen Kontinent.

Zwar töteten die Aborigines Säugetiere, Reptilien und Fische und
ernährten sich von ihnen. Aber zu keiner Zeit waren die Tiere Australiens durch die Aborigines von der Ausrottung bedroht – etwa durch
Massenmetzeleien.

Auch das Sammeln von Früchten und Samen verschiedener Bäume
und anderer Pflanzen geschah, ohne die Wälder zu schädigen oder
gar große Landstriche zu verwüsten.

Die Frühgeschichte der Aborigines

Australien wurde in der letzten Eiszeit vor etwa 70000 Jahren besie-
delt. Die Ausbreitung und die Wanderungen der Menschen von Asien
nach Australien wurden durch den zu dieser Zeit sehr niedrigen
Meeresspiegel begünstigt.

Zwar bestand niemals eine Landbrücke zwischen Asien und Australien, aber die trennenden Wasserstraßen waren doch so schmal, daß
sie in der Altsteinzeit von Menschen überwunden werden konnten.
Wie dies geschah, ist allerdings unbekannt. Die ältesten Menschen-
funde stammen aus der Zeit 30000 v. Chr.

Die ältesten Nachweise der Aborigines

Der Bumerang ist seit 8000 v. Chr., der Dingo – ein verwilderter
Haushund – mindestens seit 6000 v. Chr. belegt. Die für Australien
typischen Felsbilder mit Tier- und Menschendarstellungen haben
nach Radiokarbonmessungen zum Teil ein Alter von 5000 Jahren. Sie
bezeugen eine geistige Kultur, die bei den Ureinwohnern bis in die
Gegenwart lebendig geblieben ist.

Etwa ab 4000 v. Chr. erscheinen überall auf dem Kontinent Geräte der
»small tool tradition« (kleine Handwerksgeräte) mit geschliffener
Schneide und andere Feuersteingeräte. Die Fähigkeit, Steingeräte
herzustellen, entwickelte sich allerdings in den letzten beiden Jahrtausenden zurück.

Die Aborigines leben seit über 40000 Jahren in natürlichem Einklang mit der Pflanzen- und Tierwelt. Das Teebaumöl spielte seit jeher eine zentrale Rolle in ihrer Heilkunde.

Kulturelle Anpassung

Zur Zeit der Entdeckung Australiens bestanden Waffen und Geräte der Ureinwohner meist aus Holz. So primitiv die in alt- und mittelsteinzeitlichen »Inseln« bis heute fortbestehende Kultur auch wirken mag, verrät sie doch eine wirksame Anpassung an die extremen Lebensbedingungen in diesem Kontinent.

Seit der Ankunft der Europäer wurden die Aborigines um über 90 Prozent dezimiert: von 300000 auf 28000 Aborigines. Zudem wurden sie in einen eng umgrenzten und schlechteren Lebensraum zurückgedrängt. Heute leben nur noch sehr wenige Ureinwohner Australiens in ihrer ursprünglichen Region.

Zur Zeit der Ankunft der Europäer lebten auf dem australischen Kontinent etwa 300000 Menschen, die sich in ungefähr 500 Stämme gliederten. 1981 gab es nur noch 28000 reinblütige australische Ureinwohner und etwa 100000 Mischlinge. Nur noch wenige leben in ihrer traditionellen Kultur.

Intelligente Arbeitsteilung

Die Aborigines lebten als Jäger und Sammler, wobei die Arbeit geteilt wurde: Die Männer gingen zur Jagd (Känguruh, Emu, Opossum), an der Küste auch zum Fischfang, die Frauen sammelten Wurzeln, Knollen, Beeren, Würmer und Insekten. In der Praxis jedoch wurden viele Arbeiten gemeinsam verrichtet.

Merkmale der Aborigines

Die Aborigines bilden einen eigenständigen Formenkreis der Australiden. Diese sind eine urtümliche Menschenrasse von relativ einheitlichem Typus. Nach der Zurückdrängung durch europäische Siedler leben sie heute zumeist in den unfruchtbaren und schlechteren Gebieten Australiens.

Hauptmerkmale der Australiden sind der hohe schlanke Wuchs (Männer: zwischen 165 und 170 Zentimeter groß), die langen Gliedmaßen, der kurze Rumpf, die gelenkigen Hände und Füße, außerdem eine gut entwickelte Muskulatur und geringer Fettansatz. Der Kopf ist schmal und länglich, die Stirn fliehend. Das Untergesicht springt stark vor und hat massige Kiefer und ein schwach entwickeltes Kinn. Die sehr breite Nase hat eine stark eingezogene Nasenwurzel. Die Lippen sind voll, das Haar ist wollig bis kraus und meistens lang und lockig. Augen, Haare und Haut haben eine dunkelbraune Farbe. Im Gegensatz zur urtümlichen Schädel- und Gesichtsform entsprechen die Proportionen den heutigen Homo-sapiens-Formen.

Kultur der Aborigines

Waffen und Wohnungen

Der materielle Kulturbesitz der Aborigines bestand aus wenigen Waffen und Geräten: Speeren und Speerschleudern, Keulen und Bumerangs, Grabstöcken, Holz- und Rindengefäßen und Steinmörsern, Netzen und Körben. Die Töpferei war unbekannt. Die Aborigines gingen meist nackt, in kühlen Gebieten mit Fellmantel. Als Behausung dienten Windschirme und Hütten aus Zweigen oder Rinde.

»Kulturbringer« aus der Erde

Das Geistes- und Kultleben wurzelte in der mythischen Ur- und Schöpfungszeit. Besonders veranlagte Menschen, z.B. Mediziner oder weise alte Frauen, können nach Vorstellung der Aborigines auch heute noch das Urzeitgeschehen im Traum erleben.

Nach den mythischen Überlieferungen wurde die urzeitliche Welt von »Kulturbringern« durchwandert, die aus der Erde kamen und dem Land seine heutige Gestalt gaben. Ihr Denken und Handeln bestimmten die Normen für alle Sitten und Gebräuche.

Einheit der Künste

Alle Lebensbereiche der traditionellen australischen Gesellschaft sind mit künstlerischem Tun verbunden: Die kreativen Tätigkeiten ergänzen sich – das Malen von Bildern, Erzählen von Mythen, Tanz und Musik. Es gibt keine Spezialisierung der Künste und Künstler. Schilde und Speerschleudern sind mit Kerbschnitzereien verziert oder mit geometrischen Mustern bemalt. Die Geräte der Frauen wie Rindenmulden und -eimer oder Netztaschen tragen bunte Muster.

Die australischen Ureinwohner sind seit jeher in Horde, Klan und Stamm organisiert. Heilen konnten dabei sowohl die Medizinmänner und Zauberer als auch Frauen mit großem naturkundlichen Wissen.

Horde, Klan und Stamm – Organisation der Aborigines

Die politische Einheit war die Horde, bestehend aus einer lokalen Verwandtschaftsgruppe (Klan), der ein bestimmtes Stück Land gehörte. Horden mit gleicher Sprache bildeten gelegentlich einen Stamm. Häuptlingstum war wenig ausgebildet; die wichtigste Rolle bei allen Entscheidungen spielte der Altenrat.

Körperschmuck und Sandbilder

Die Hauptentfaltung der künstlerischen Betätigung der Aborigines findet sich jedoch im Kultleben:

● Die Tjuringas und andere Kultobjekte sind mit geometrischen Mustern verziert oder bemalt.

● Sorgfältiger Körperschmuck wird durch das Bemalen und Bekleben mit Federn hergestellt.

● Sandbilder aus kunstvollen stilisierten Mustern, ebenfalls mit Farben und Flederflaum, werden für die Zeremonien auf den Boden gemalt.

Felsbilder seit 20000 Jahren

In der jahrtausendealten Tradition künstlerischen Schaffens sind die Felsmalereien der Aborigines von großer Bedeutung. Sie fallen jedoch immer mehr der Zerstörung zum Opfer.

Eine zentrale Rolle spielen die Felsbilder, d.h. Malereien und Gravierungen in Stein. Diese Kunstwerke stellen meist Ereignisse aus der Urzeit und archaische Traumbilder dar. Die in ihren Ursprüngen etwa 20000 Jahre alte Tradition der Felsbilder war noch vor zwei bis drei Generationen ungebrochen. Im jahreszeitlichen Rhythmus und zu bestimmten Zeremonien wurden die Felsbilder immer wieder erneuert. Heute ist diese Tradition erloschen.

Die Aborigines heute

Mit der Ansiedlung der Europäer seit 1788 wurden die Aborigines aus den landwirtschaftlich nutzbaren Gebieten zurückgedrängt, viele wurden getötet. Seit Ende des 19. Jahrhunderts und verstärkt seit Mitte des 20. Jahrhunderts werden durch die Ausbeutung der Bodenschätze auch ihre Kultstätten im Innern des Landes entweiht und zerstört, ihre Wohn- und Jagdgebiete noch stärker eingeengt.

Die Zerstörung schreitet fort

Seit Ende der 60er Jahre besitzen die Aborigines theoretisch alle politischen und juristischen Bürgerrechte und auch gewisse Landrechte. Die alltägliche Praxis sieht jedoch anders aus: Hier können die Aborigines ihre Rechte kaum oder selten durchsetzen. Die fortschreitende Zerstörung der Kunstwerke und ihres sakralen natürlichen Umfeldes ist symptomatisch für die Zerstörung der australischen Kultur. Viele Aborigines sind heute als Viehtreiber, Hilfsarbeiter oder in anderen niederen Positionen tätig.

Die Naturmedizin der Ureinwohner

Jahrtausende von Erfahrung

In Australien war die Anwendung von Pflanzen zu Heilzwecken den Eingeborenen seit Jahrtausenden bekannt. Die Herstellung von Getränken und äußerlich anzuwendenden Heilmitteln aus den duftenden Blättern des Teebaums stammt mit größter Wahrscheinlichkeit von dem Stamm der Bundjalung-Aborigines, die im nördlichen New South Wales lebten. Die Blätter wurden zerdrückt und eingeweicht, bevor man sie als Tee zubereitete. Mit dem Aufguß wurden auch Wunden, Verbrennungen und allgemeine Schmerzen behandelt. Außerdem wurden die zerdrückten Blätter mit warmem Lehm zur Behandlung von Infektionen und Hauterkrankungen verwendet.

Magie und Medizin

Aber Pflanzen waren nur ein Teil der Heilkunde der Aborigines. Viel wichtiger war die Kraft der Magie: Medizinmänner, Geister, Gesänge, Rituale und Amulette waren ebenso wichtig wie Aderlaß oder Zugpflaster.

Die Heilmethoden basierten auf der Kraft des Glaubens. Die »Kraft des positiven Denkens« ist ja viel stärker, als die meisten Menschen heute wahrhaben wollen. Der Überlebenswille kann den Unterschied ausmachen zwischen Leben und Tod, zwischen Krankheit und Gesundheit. Das hat selbst unsere wissenschaftlich orientierte Gesellschaft erkannt. Anhänger der New-Age-Bewegung schwören auf Kristallheilung, Bach-Blütenmedizin, Schamanismus usw. Auch die Aborigines glaubten zutiefst an die Kraft der Magie.

»Think positive!« Dieser Begriff, der sich bei uns erst in den letzten Jahren eingebürgert hat, ist in der traditionellen australischen Medizin seit jeher ein Symbol für die heilende Kraft des Glaubens.

Die Magie der Medizinmänner

In Australien glaubten die Ureinwohner, daß ernsthafte Krankheiten und sogar der Tod durch Geister oder Zauberer herbeigeführt wurden. Sogar harmlose Erkrankungen oder Unfälle – beispielsweise, wenn jemand von einem Baum herunterfiel – wurden oft der Böswilligkeit von Geistern oder Menschen zugeschrieben. Wenn jemandem ein solches Mißgeschick widerfuhr, wurde eine Person zu Hilfe gerufen, die in der Magie erfahren war, um den Missetäter zu identifizieren. Das waren die Medizinmänner oder Hexendoktoren.

Der Status der Medizinmänner

Bei den Medizinmännern der Aborigines handelte es sich meistens um Männer, seltener um Frauen von großer Weisheit und einer großen Machtfülle. Sie wurden schon als Kinder von den Ältesten ihres Stammes unterrichtet und in die Stammesgeheimnisse eingeführt. Es hieß, Medizinmänner könnten in den Himmel fliegen, Ereignisse aus weiter Entfernung beobachten und mit Schlangen kämpfen. Nur die Medizinmänner konnten den Grund eines Krankheits- oder Todesfalles herausfinden und eine Heilung durch Rituale bewirken.

Die weisen Kräuterfrauen

Medizinmänner verwendeten zwar mitunter Kräuter bei ihren Ritualen, aber gewöhnlich praktizierten sie keine »weltliche Medizin«. Die Heilung harmloser, nicht durch Geister oder Zauberei verursachter Beschwerden durch Kräuter war allen Aborigines bekannt, wurde aber meistens von älteren Frauen ausgeführt, die auf diesem Gebiet »Experten« waren. Um den Heilerfolg sicherzustellen, wurde Pflanzenmedizin und Magie oft gleichzeitig angewendet.

So halfen sich die Aborigines

Während die Kräuterfrauen in der traditionellen Heilkunst eher für kleinere körperliche Beschwerden zuständig waren, kämpften die Medizinmänner mit magischen Ritualen gegen schlimmere Leiden an.

Die Aborigines waren früher viel gesünder, als es die heutigen Australier sind. Ihr stabiler Gesundheitszustand wird durch gute Ernährung, Bewegung und wenig Streß begünstigt. Die frühen Kolonisten staunten oft über die regenerativen Kräfte der Aborigines. Selbst bei sehr schlimmen Wunden, bei denen mitunter die Organe austraten, setzte sehr schnell der Heilungsprozeß ein.

Trotzdem benötigten die Aborigines häufig Buschheilmittel: Da sie nachts am Feuer schliefen, kam es mitunter zu Verbrennungen. Die starke Sonneneinstrahlung verursachte oft Kopfschmerzen. Auch Augeninfektionen kamen recht häufig vor. Der Verzehr von unreifen Früchten und verdorbenem Fleisch führte zu Verdauungsbeschwerden. Obwohl Zahnverfall kaum vorkam, wurden durch grobe, sandige Mahlzeiten die Zähne mitunter bis auf den Nerv abgeschliffen. Außerdem gab es Verletzungen durch Stachelrochen und Schlangen.

Natürliche Heilmittel

Zur Behandlung von Krankheiten und Verletzungen verwendeten die Aborigines zahlreiche Heilmittel, die sie in ihrer Umgebung fanden – Kräuter, Tierfette, Dampfbäder, Holzkohle, Schlamm, Amulette, aber auch Massagen und geheime Gesänge. Einige dieser Heilmittel hatten keine empirische Basis, aber – nach Angaben von Kolonisten – sie hatten Erfolg.

Der Einfluß der westlichen Medizin

Heute verwenden die Aborigines kaum noch Heilverfahren wie den Aderlaß, das Trinken von Blut, Gesänge und Amulette. Wahrscheinlich führte der Einfluß der Missionare dazu, daß sie diese Praktiken aufgaben. Außerdem hatten auch die Vorstellungen westlicher Medizin Einfluß auf sie. Trotzdem ist die Magie auch heute noch ein wichtiger Heilfaktor. Das Ver- und Entzaubern wird auch jetzt noch bei den Ureinwohnern Australiens praktiziert.

Nicht nur Kräuter, Tierfette und Dampfbäder, auch das Trinken von Blut und magische Amulette dienten den Aborigines als Heilmittel.

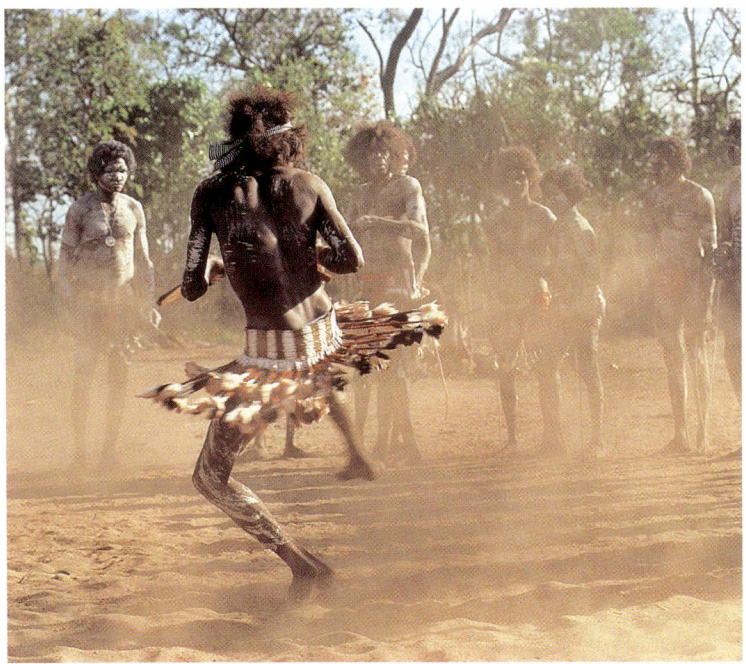

Rituelle Tänze der kunstvoll geschmückten und bemalten Aborigines sollten erzürnte Geister besänftigen und Segen für den Klan erbitten.

23

Die Anwendung von Pflanzenheilmitteln

Verschiedene ätherische Öle, Kräuter und Tierfette bilden die Grundlage der schonenden, aber wirkungsvollen pflanzlichen Heilkunst.

Bei den Aborigines waren aromatische Pflanzen weitverbreitete Heilmittel gegen Krankheiten. Die häufigsten Erkrankungen waren wie bei uns:

- Husten
- Erkältungen
- Fieber

Anwendung der Pflanzenheilmittel

Die ätherischen Öle wurden inhaliert oder getrunken und dann durch die Lunge wieder ausgeatmet. Aber die Pflanzenheilmittel kamen auch gegen ernste Krankheiten zum Einsatz, beispielsweise:

- Zur Linderung von Koliken
- Bei Rheumatismus
- Bei anderen Muskelschmerzen

Die Zubereitung der Pflanzenheilmittel

Die Pflanzenheilmittel wurden von den Aborigines auf verschiedene Weise zubereitet:

- Blättertragende Zweige wurden oft über ein Feuer gelegt, über das sich der Patient hockte oder beugte und den aufsteigenden Rauch einatmete.
- Aromatische Blätter wurden zerdrückt, und ihr Duft wurde eingeatmet.
- Die Blätter wurden auch in die Nase eingeführt oder zu einem Kissen geformt, auf dem der Patient schlief.
- Blätter und Rinde wurden zerkleinert und in Wasser eingeweicht (manchmal für einen sehr langen Zeitraum), welches man dann zum Trinken oder für Waschungen verwendete.
- Zerdrückte Blätter wurden mit Tierfett vermischt und zu Salben verarbeitet.
- Die äußerliche Behandlung wurde auch mit einem Teig aus zerstampften Samen, Fruchtbrei oder Tierfett vorgenommen. Auch der milchige Saft von Pflanzen wurde auf die betroffenen Stellen aufgetupft.

Der Untergang der Medizin der Aborigines

Leider wird die Medizin der Aborigines aus der Zeit vor der Entdeckung Australiens durch die Europäer wohl ewig ein Geheimnis bleiben:

● Die Eingeborenen gaben ihren Heilpflanzen natürlich keine lateinischen Namen, wie der Naturwissenschaftler Linné sie zur Klassifizierung der verschiedenen Pflanzenfamilien in Europa einführte.

● Die Aborigines zeichneten die Zusammensetzung ihrer Medikamente auch nicht in Manuskripten und Folianten auf.

● Ein großer Teil ihrer medizinischen Kenntnisse ist mit der Ausrottung der Stämme und ihrer Kultur für immer verlorengegangen.

● Das Wissen um die heilsame Wirkung des Teebaumöls ist glücklicherweise erhalten geblieben.

Keine Gefahr der Überdosierung

Die meisten Pflanzenheilmittel wurden äußerlich angewandt. Außer für Salben, die mit Tierfett zubereitet wurden, wurden die Heilmittel nur selten gemischt.

Bei der Herstellung gab es keine Mengenbegrenzung. Da die meisten Heilmittel über die Haut angewandt wurden, war das Risiko einer Überdosierung gering.

Babymedizin

Ein Gebiet der Eingeborenenmedizin Australiens, zu dem es keine westliche Parallele gibt, war die Babymedizin:

● Neugeborene wurden über den Rauch von brennenden Kräutern gehalten und mit in Tierfett verriebenen Kräutern eingecremt, um sie zu kräftigen.

● Oft erhielten auch die Mütter eine solche Rauchbehandlung, beispielsweise um den Milchfluß zu verstärken.

● Bei Zahnungsbeschwerden ließ man die Kinder auf Schwämmen und Pilzen kauen.

● Ein Babypuder aus Pilzsporen wurde ebenfalls verwendet.

Während hierzulande Neugeborene mit dem obligatorischen Klaps auf den Po im Leben begrüßt werden, behandeln die Aborigines ihre Säuglinge erst einmal mit Rauch und Tierfett.

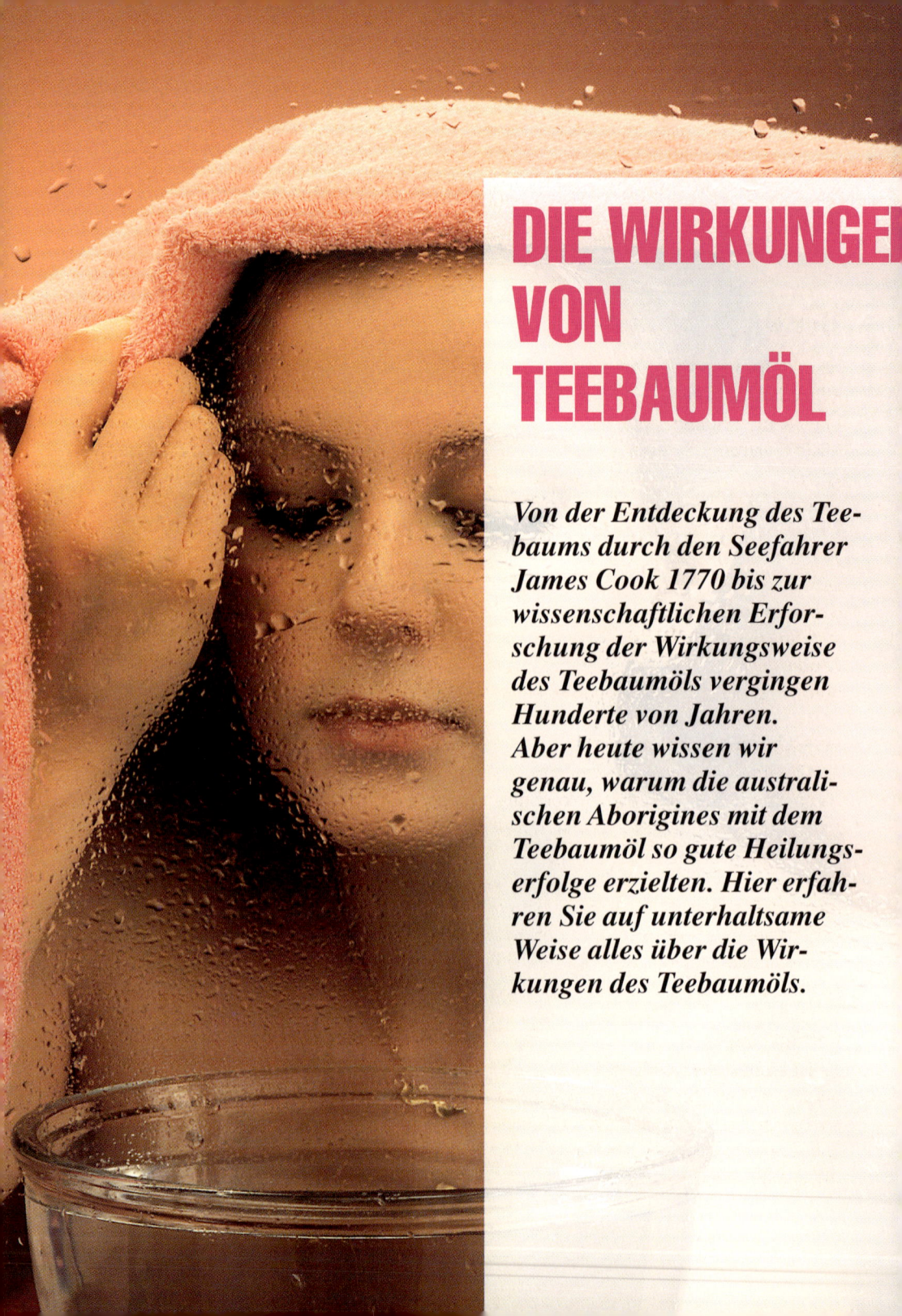

DIE WIRKUNGEN VON TEEBAUMÖL

Von der Entdeckung des Tee-baums durch den Seefahrer James Cook 1770 bis zur wissenschaftlichen Erfor-schung der Wirkungsweise des Teebaumöls vergingen Hunderte von Jahren. Aber heute wissen wir genau, warum die australi-schen Aborigines mit dem Teebaumöl so gute Heilungs-erfolge erzielten. Hier erfah-ren Sie auf unterhaltsame Weise alles über die Wir-kungen des Teebaumöls.

Heilwirkungen von Teebaumöl

Der weiße Mann entdeckt den Teebaum

Der englische Name von Melaleuca alternifolia, Tea Tree, entstand 1770. James Cook, damals noch Leutnant der British Royal Navy, landete mit seiner »HMS Endeavour« in Botany Bay an der Nordostküste Australiens – ungefähr dort, wo später die Stadt Sydney gegründet werden sollte. Cook führte seine Mannschaft auf eine Expedition in die durch zahlreiche Schlangen gefährliche Sumpfregion. Dort fand er dichte Gehölze von Bäumen mit aromatisch duftenden Blättern.

Bei der Expedition war auch ein Botaniker, Sir Joseph Banks, mit dabei, der Blätter dieser Bäume sammelte und sie zu weiteren Untersuchungen mit nach England nahm. Lieutenant Cook nannte sie Teebäume oder Teepflanzen, weil ihre Blätter, wenn sie gekocht wurden, einen angenehm würzigen und erfrischenden Tee ergaben.

Die Blätter des Teebaums lassen sich nicht nur für die Zubereitung eines wohlschmeckenden Tees verwenden. Den Seefahrern von James Cook dienten sie auch zur geschmacklichen Verbesserung eines aus Fichtennadeln gebrauten Bieres.

Versuche für gutes Bier

Cook verwendete sie außerdem für ein selbstgebrautes Bier: »Zuerst machten wir Bier aus einer Abkochung von Fichtennadeln; aber wir fanden heraus, daß diese das Bier zu bitter machten, deshalb mischten wir sie mit der gleichen Menge von Blättern des Teebaums. (Diesen Namen erhielt die Pflanze auf meiner vorigen Reise, weil wir sie damals – wie heute – zur Teebereitung verwendeten.) Diese neutralisierten den Geschmack der Fichtennadeln teilweise und machten das Bier sehr schmackhaft, so daß jeder an Bord es schätzte.«
(Aus: Captain Cook, *A Voyage towards the South Pole*)

Getränke der Aborigines

Es ist nicht sicher, welche Spezies des Teebaums Cook verwendete, aber es war mit Sicherheit ein Gewächs der Melaleuca- oder Leptospermumgruppe. Die Herstellung eines Getränks aus den duftenden Blättern geht wahrscheinlich auf die Bundjalung-Aborigines zurück, die damals dieses Gebiet bewohnten.

Bereicherung der Schiffsapotheke

Infolge der einseitigen Ernährung während der langen Zeit auf See hatten James Cooks Männer besonders mit Vitaminmangelerscheinungen wie Skorbut zu kämpfen. Diese konnten später mit Teebaumöl erfolgreich behandelt werden.

Den Aborigines war auch der therapeutische Wert des Teebaums bekannt, vor allem des Melaleuca alternifolia. Seit Jahrhunderten verwendeten sie dieses traditionelle Heilmittel. Cook und seine Leute beobachteten, wie die Eingeborenen Blätter und Rinde des Teebaums verarbeiteten. Daraufhin ließ er einen Sud aus Teebaumblättern herstellen. Diesen setzte er erfolgreich zur Behandlung verschiedener Hautkrankheiten ein, wie sie bei Schiffsbesatzungen infolge von Vitaminmangel häufig auftraten.

Die Siedler lernen von den Aborigines

Auch die weißen Siedler, die nach Australien kamen, bemerkten, daß die Aborigines eine Reihe von Heilmitteln kannten, die aus der örtlichen Flora gewonnen werden konnten. Viele Weiße lebten weit entfernt von einem Arzt und mußten sich bei Krankheiten und Unfällen selbst helfen. So probierten zahlreiche Siedler die Heilmittel der Eingeborenen aus, oftmals mit überraschend positiven Ergebnissen. Beispielsweise wurde Eukalyptusöl zur Grundlage vieler Medikamente der neu eingewanderten Kolonisten. Auch Teebaumöl wurde gegen alle Arten von Infektionen eingesetzt.

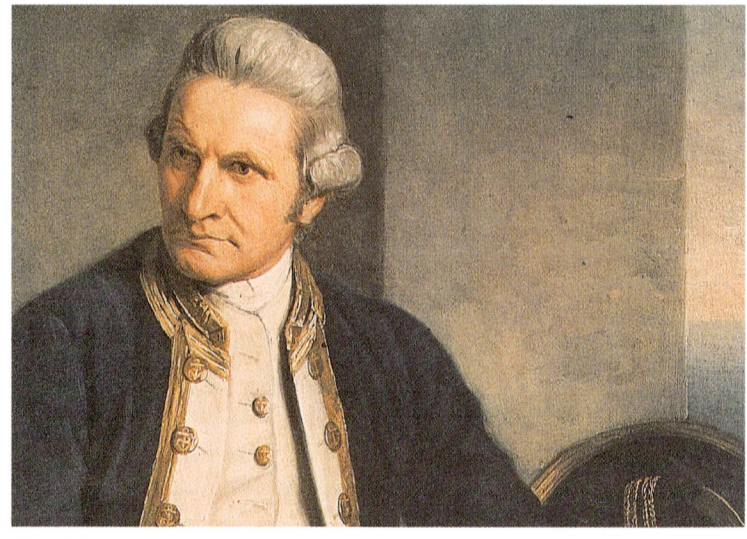

Der englische Weltumsegler James Cook wurde 1728 in Marton/Yorkshire geboren und starb 1779 auf einer seiner Reisen auf Hawaii. (Gemälde des englischen Malers Nathaniel Dance)

Wiederentdeckung im 20. Jahrhundert

Erst im 20. Jahrhundert begann man mit der wissenschaftlichen Untersuchung der medizinischen Wirkungsweisen von Melaleuca alternifolia.

Die Penfold-Studie

Bahnbrechend war die sogenannte Penfold-Studie: Im Jahr 1922 begann Dr. A. R. Penfold, Museumsdirektor und Chemiker am Govern= ment Museum of Technology and Applied Sciences in Sydney, eine dreijährige Reihenuntersuchung zu den Eigenschaften und Wirkungen des Teebaums. 1925 gab er seine beeindruckenden Versuchsergebnisse bekannt:

Im 20. Jahrhundert gelang es dem australischen Chemiker Dr. A. R. Penfold, die eindrucksvollen Wirkungen des Teebaumöls wissenschaftlich zu erklären. Erst danach fand Teebaumöl auch in Europa ein immer regeres Interesse.

● Die antiseptischen und bakteriziden Eigenschaften des Teebaumöls waren 13mal stärker als die der Karbolsäure, des damals gebräuchlichsten Antiseptikums. Das Öl zeigte außerdem eine stark fungizide (pilzabtötende) Wirkung.

● Außerdem stellte Penfold fest, daß Teebaumöl gewebeschonend und nicht toxisch (giftig) ist.

● Nur eine Art der untersuchten Teebäume enthielt die geeignete Konzentration antibakterieller Stoffe – nämlich jene, die in den Feuchtgebieten und Sümpfen von Bungawalbyn im Norden von New South Wales wuchsen.

Der Beginn industrieller Herstellung

Dr. Penfolds Forschungen gaben den Anlaß zu weiteren medizinischen Untersuchungen, die schließlich zum Bau von etwa 30 Fabrikationsanlagen für Teebaumöl im Gebiet von Bungawalbyn führten. Das beste Teebaumöl der Welt kommt auch heute noch aus jener Region – einem kleinen Gebiet von etwa 200 Quadratkilometern.

Erste Produkte aus Teebaumöl

Zwischen 1931 und 1936 entwickelten Dr. Penfold und seine Kollegen standardisierte – also in ihrer Qualität stets gleichbleibende – Teebaumölprodukte, vor allem reines antiseptisches Teebaumöl und wasserlösliches Melasol, eine Mischung mit einem 40prozentigen Teebaumölanteil.

Teebaumöl als Desinfektionsmittel

Aufgrund seiner antiseptischen und eiterauflösenden Wirkung wird das Teebaumöl seit den 30er Jahren in vielen medizinischen Bereichen zur Desinfektion und Säuberung von Wunden verwendet.

Auf der Grundlage von Penfolds Untersuchungen benutzte der am Royal North Shore Hospital in Sydney tätige Chirurg Dr. E. M. Humphrey eine Wasserlösung, in die bis zu 35 Prozent reines Teebaumöl gemischt war, um Wunden zu reinigen und Verbände zu tränken. In Humphreys Forschungsbericht, den er 1930 im »Medical Journal of Australia« unter dem Titel »Ein neues australisches Germizid« veröffentlichte, bestätigte sich die antiseptische und bakterientötende Wirkung von Teebaumöl, insbesondere bei der Behandlung von eitrigen Infektionen und verschmutzten Wunden.

Humphrey betonte die eiterauflösende Wirkung des Teebaumöls und dessen desinfizierende Funktion bei Wunden, die das Hautgewebe nicht angreift (im Gegensatz zu den meisten damals verwendeten keimtötenden Mitteln, die neben den Bakterien auch das Gewebe zerstörten).

Teebaumöl wirkte auch als antiseptisches Mundwasser, das sich besonders bei Infektionen des Mund- und Rachenbereichs und bei zahnärztlichen Eingriffen empfiehlt.

Das Interesse an Teebaumöl wächst

Medizinische Kreise zeigten sich außerordentlich beeindruckt von der vielseitigen therapeutischen Verwendbarkeit der Blätter des australischen Teebaums, die in Humphreys Artikel angesprochen wurde. Weitere Forschungsarbeiten schlossen sich an; es erschien eine große Anzahl von Berichten in Publikationen wie dem »Medical Journal of Australia«, dem »Australian Journal of Pharmacy« und dem »Australian Journal of Dentistry«.

Das Interesse an dem neuen, heilkräftigen Öl beschränkte sich nicht auf Australien. Die Kunde davon verbreitete sich auch in anderen Ländern. Es erschien eine Reihe von Artikeln in den medizinischen Fachzeitschriften Amerikas und Englands, z.B. dem »Journal of the National Medical Association« der USA und dem »British Medical Journal«. In der letztgenannten Zeitschrift befand man 1933: »Das Öl ist ein hochwirksames Desinfektionsmittel, dabei vollkommen ungiftig und gewebeschonend. Seine Wirksamkeit hat es bereits in vielen verschiedenen Fällen von Sepsis unter Beweis stellen können.«

Einsatz in der Zahnmedizin

Teebaumöl hat im Bereich der Zahnmedizin bereits eine lange Tradition, nicht nur bei den Aborigines, sondern auch bei den weißen Australiern. Schon zu Beginn des 20. Jahrhunderts wurde Teebaumöl in fortschrittlichen australischen Zahnarztpraxen eingesetzt.

Linderung von Zahnschmerzen

In den 30er Jahren setzte sich Teebaumöl noch stärker in der Zahnmedizin durch, nachdem es in diesem Bereich eindeutig wissenschaftliche Anerkennung gefunden hatte. Auf der ganzen Welt behandeln Zahnärzte inzwischen mit dem unverdünnten Teebaumöl oder mit wasserverdünntem Melasol:

- Vereiterte Zähne
- Zahnfleischentzündungen
- Nervenverschlüsse
- Blutungen

1985 wurden unter der Leitung der Dentisten Walsh und Longstaff an der Zahnmedizinischen Abteilung der Universität von Queensland Teebaumöllösungen auch bei der Behandlung von Karies und Zahnfleischerkrankungen erfolgreich eingesetzt.

Auch bei der Behandlung von Wunden, Geschwüren und Furunkeln zeigte sich, daß diese mit Hilfe des Teebaumöls schneller und ohne häßliche Narben verheilen.

Mittel gegen Furunkel

1960 berichtete Dr. Henry Feinblatt im amerikanischen »Journal of the National Medical Association« über die erfolgreiche Behandlung von Furunkeln mit Teebaumöl.

In 25 Fällen verordnete er die Anwendung zweimal täglich – mit dem Ergebnis, daß nach acht Tagen:

- 15 Fälle vollständig geheilt waren
- Sechs Geschwüre nur noch die halbe Größe hatten
- Drei Geschwüre beträchtlich reduziert waren
- Nur ein einziges Geschwür aufgeschnitten werden mußte

Feinblatt schloß daraus, daß Teebaumöl eine schnellere Heilung ermöglicht – dazu ohne Narbenbildung – als andere Behandlungsmethoden.

Hilfe bei Frauenkrankheiten

Der amerikanische Frauenarzt Dr. E. F. Pena veröffentlichte 1962 im »Journal of Obstetrics and Gynecology« die Ergebnisse einer Untersuchung, die er mit 130 Frauen durchgeführt hatte. Die Frauen litten an vaginalen Infektionen. Meistens handelte es sich um Trichomonadeninfektionen, aber auch Pilzerkrankungen und Gebärmutterhalsentzündungen wurden behandelt.

Pena konnte feststellen, daß die Behandlung mit Teebaumöl in allen Fällen zur Heilung führte. In entsprechender Verdünnung heilte eine Behandlung mit Teebaumöl die Trichomonadeninfektion, eine chronische Endozervizitis (die Entzündung des Gebärmutterhalses), und Candidainfektion.

Pena behandelte die 130 Frauen mit Vaginaltampons, die mit Melasol getränkt waren, und verglich die Behandlungsergebnisse mit denen einer aus 50 Patientinnen bestehenden Kontrollgruppe, die mit herkömmlichen Medikamenten behandelt worden waren. Die Behandlung mit Melasol erwies sich als ebenso wirkungsvoll wie die mit Standardzäpfchen.

Teebaumöl gegen Candida

Die Candidamycosis, eine bei Frauen sehr häufig auftretende unangenehme Pilzinfektion im Vaginalbereich, kann mit Hilfe des Teebaumöls wirkungsvoll und ohne den Einsatz »chemischer Keulen« behandelt werden.

Der Leiter der Abteilung für Phytotherapie an der Medizinischen Fakultät der Universität von Paris, Dr. Paul Balaiche, veröffentlichte 1985 seine Untersuchungsergebnisse zu einer bei 28 Frauen durchgeführten Behandlung der Candidamykose, einer durch Candida albicans hervorgerufenen Scheideninfektion.

Einen Monat lang führten die Frauen abends einen in Teebaumöl getränkten Tampon ein. Eine Frau brach wegen Brennens in der Scheide die Behandlung ab, die anderen Frauen konnten am Ende der Versuchsreihe als geheilt eingestuft werden, davon sieben mit Einschränkung.

Wirksam gegen Nagelbettinfektionen und Fußpilz

Dr. Paul Balaiche berichtete auch von der erfolgreichen Behandlung von elf Paronychiepatienten (Paronychie = Nagelbettinfektion) mit Teebaumöl, von denen acht nach drei Monaten vollständig geheilt waren. Sie hatten zweimal täglich die entzündeten Nägel in Teebaumöl gebadet.

Erlösung von schmerzhaften Hühneraugen

1972 veröffentlichte der an der Klinik in Stanford (Connecticut) tätige Arzt Walker einen Bericht über klinische Versuche mit Teebaumöl bzw. Melasol im Verlauf von sechs Jahren. Er erzielte sehr gute Ergebnisse bei Fußpilz, Fußnagelinfektionen mit nachfolgendem Nagelverlust, Hühneraugen, entzündeten Fußballen und in der nachoperativen Anwendung.

1992 erschien ein Artikel in einem australischen Fachmagazin, in dem die Wissenschaftler Altman und Barnetson über ihre Untersuchungsreihe zur Behandlung von 208 Fußpilzerkrankten berichteten.

Hilfe bei Akne

Professor Barnetson führte eine Untersuchung an 124 Studenten durch, um die Wirksamkeit und Hautverträglichkeit von Teebaumöl bei der Behandlung von Akne zu testen.

Ergebnis: Teebaumöl braucht zwar eine längere Zeit, um wirksam zu werden, ist aber genauso wirksam wie herkömmliche Mittel. Darüber hinaus hat Teebaumöl jedoch keinerlei Nebenwirkungen.

Teebaumöl in Cremes und Tabletten

In San Juan Capistrano (Kalifornien) führten Dr. A. Shemesh und Dr. W. L. Mayo eine sechsmonatige Versuchsreihe durch, bei der sie Teebaumöl in Form von Öl, Cremes und Tabletten einsetzten, um verschiedene Erkrankungen zu behandeln – z. B. Akne, Mund- und Rachensoor, Hautentzündungen (Dermatitis), Ekzeme, Pusteln, Herpes, Nagelpilz, Pilzerkrankungen im Bartbereich, Fußpilz.

Die getestete Gruppe bestand aus 18 Männern, 20 Frauen und zwei Kindern. Von dieser Gruppe sprach nur eine einzige Person, die unter einem Ekzem litt, nicht auf die Behandlung an. Alle anderen Patienten wurden geheilt.

Eine natürliche und preiswerte Alternative

Die Ärzte der Mayo-Klinik kommen im Abschluß ihrer sechsmonatigen Versuchsreihe zu dem Ergebnis, daß Teebaumöl eine natürliche, preiswerte und wirksame Alternative zu den Medikamenten darstellt, die üblicherweise verschrieben werden. Teebaumöl ist ungiftig und überaus wirksam.

Welcher Jugendliche kennt es nicht – das leidige Problem mit Pickeln und Mitessern! Hier hilft das Teebaumöl, ohne dabei jedoch den natürlichen Säureschutzmantel der Haut zu zerstören.

33

Teebaumöl für die Körperpflege

Ob Haar-shampoo, Cremes oder Mundwasser – im Bereich der Körperpflege ist das Teebaumöl vielseitig einsetzbar und sollte deshalb in keinem gut ausgestatteten Badezimmer fehlen!

Neben reinem Teebaumöl gibt es inzwischen zahlreiche Produkte für die Körperpflege, in denen die heilsamen Eigenschaften des Teebaumöls voll zum Tragen kommen:

- Seife und Shampoos
- Cremes und Lotionen
- Zahnpasta und Mundwasser

Alle diese Teebaumölprodukte sind inzwischen auch in Deutschland erhältlich.

Verwendung als Reinigungs- und Desinfektionsmittel

In Australien wird Teebaumöl in zunehmendem Maße zur Reinigung und Sterilisation von Klimaanlagen eingesetzt. Unter dem Namen Bactigas – hier ist das Teebaumöl mit flüssigem CO_2 gemischt – wird es auch als Desinfektionsmittel in der Nahrungsmittelindustrie sowie in Schweinemastbetrieben verwendet.

Sterilisierung der Haut

Im Jahr 1983 führten die Associated Foodstuff Laboratories of Australia (eine Behörde, die sich mit der Hygiene der nahrungsmittelverarbeitenden Industrie Australiens beschäftigt) eine Serie von Versuchen zur Hautsterilisierung mit Teebaumöl durch.

Das Ergebnis war verblüffend: Bei der Anwendung von Teebaumöl auf ungewaschenen Händen ergab die Zählung der Bakterien eine Reduzierung von 3000 auf drei Bakterien pro 50 Quadratzentimeter Hautfläche! Im Vergleich: Wenn Sie Ihre Hände in destilliertem Wasser gewaschen haben, beträgt die Zahl der Bakterien noch 2000 pro Quadratzentimeter!

Teebaumöl – ein kriegswichtiger Rohstoff?

Schon in den 30er Jahren des 20. Jahrhunderts hatten sich die Offiziere und Mannschaften des englischen Kriegsschiffes »HMS Sussex« von den heilsamen Eigenschaften des Teebaumöls überzeugen können: Der Schiffsarzt pinselte etwa einem Dutzend Kranker die Füße mit Teebaumöl ein und befreite sie durch diese Behandlung von den üblen Hautflechten, die sie sich bei ihrer Stationierung in Alexandria in Ägypten zugezogen hatten.

Weitere Entwicklung und Zukunftsperspektiven

Die hohe Wertschätzung des Teebaumöls während des Zweiten Welt-krieges läßt sich daran ermessen, daß die mit der Ernte und Herstel-lung des Teebaumöls befaßten Männer so lange vom Militärdienst befreit waren, bis ausreichend Reserven geschaffen worden waren, um alle in den Tropen stationierten Armee- und Marineeinheiten mit dem Öl als Bestandteil der Erste-Hilfe-Ausrüstung zu versorgen.

Nach dem Zweiten Weltkrieg geriet das Teebaumöl abermals in Ver-gessenheit. Das lag sicherlich zu einem großen Teil daran, daß in den 50er Jahren die synthetischen Heilmittel und vor allem das Penizillin ihren pharmazeutischen Siegeszug antraten.

In den 70er Jahren setzte dann eine allmähliche Rückbesinnung auf natürliche Heilmittel ein. In Australien wurden vereinzelte Experi-mente mit der Teebaumzucht unternommen. In den 80er Jahren ent-standen die ersten Teebaumplantagen, deren Präparate anfangs noch ausschließlich auf alternativen Wochenmärkten verkauft wurden.

Inzwischen wächst dieser neue Industriezweig unaufhaltsam: Wur-den 1985 jährlich noch zehn Tonnen Teebaumöl produziert, waren es 1989 etwa 60 Tonnen, 1992 lag der weltweite Absatz bereits bei 700 Tonnen – und die Tendenz ist weiter steigend.

Durch die Ent-deckung des Penizillins in den 50er Jahren wurde dem Tee-baumöl sein Rang als wichtigstes Heilmittel gegen Infektionen streitig gemacht. Erst durch die Zunahme der gefährlichen Nebenwirkungen von Antibiotika erfolgte eine Rückbesinnung auf natürliche Heilmethoden.

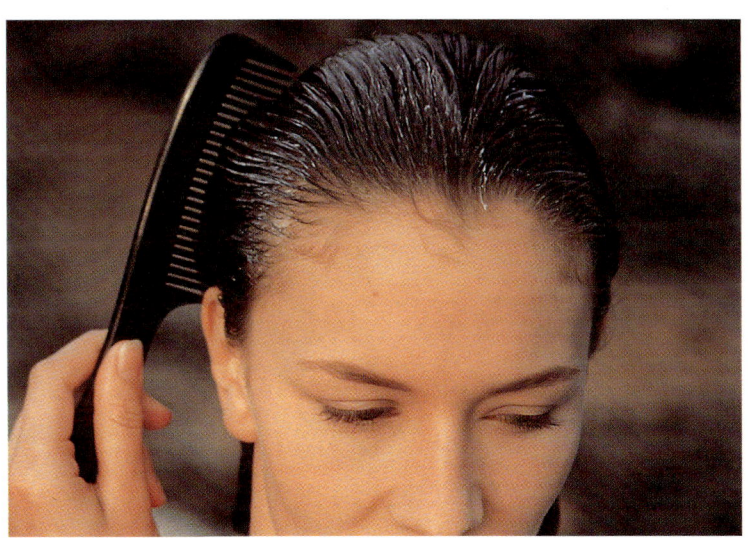

Auch der deutsche Kosmetikmarkt hat inzwischen die pflegende Kraft des Teebaums ent-deckt: Man erhält Shampoos und Seifen, die Tee-baumöl enthalten, in Apotheken und gut sortierten Drogerien.

Die Botanik des Teebaums

Typisch für den Teebaum (Melaleuca alternifolia) ist der stark aromatische Duft seiner Blätter. Hierfür sind ätherische Öle verantwortlich, die von den zahlreichen Blattdrüsen produziert werden.

Der australische Teebaum gehört zur Gattung der Myrtengewächse mit etwa 150 Arten, die vor allem in Australien, Tasmanien und im pazifischen Raum vorkommen. Alle Mitglieder dieser Familie duften stark – ihre Blattdrüsen setzen beim Zerdrücken ätherische Öle frei.

Der Name entstand zufällig

Der englische Name Tea Tree, also Teebaum, ist für die Gattung nicht zutreffend. Er stammt von dem englischen Kapitän Cook, der einige an Schorf – eine Krankheit, die aufgrund des Vitaminmangels bei den Seeleuten damals häufig auftrat – erkrankte Männer mit einem teeartigen Getränk aus den Blättern behandeln ließ.

Der Teebaum ist kein Kohlbaum

Die ebenfalls manchmal verwendete Form Ti Tree ist völlig verwirrend, da die Ureinwohner mit Ti einen ganz anderen Baum bezeichnen, nämlich Cordyline australis, ein palmenartiges Gewächs aus Neuseeland, das im Volksmund auch Kohlbaum heißt.

Verwirrung um einen Namen

Der botanische Name Melaleuca stammt aus dem Griechischen. »Melas« bedeutet schwarz und »leukos« weiß. Melaleuca heißt also schwarzweiß.

Wie bei zahlreichen anderen biologischen Entdeckungen auch entstand dieser Artenname eigentlich durch einen Irrtum, den Peter Grunert in seinem Buch »Nie wieder krank?« aufdeckt:

»Als die ersten Beschreibungen des Teebaums entstanden, wurde der Stamm als schwarz und die Äste als weiß geschildert, da die ersten Entdecker nicht wußten, daß in jenem Gebiet, in dem sie die ersten Teebäume entdeckten und für die Nachwelt katalogisierten, kurz zuvor ein Buschfeuer gewütet hatte. Zwar war das Gras überall wieder nachgewachsen, aber die meisten Stämme der Bäume waren noch rußgeschwärzt und leicht angebrannt.«

Klimatische Voraussetzungen beim Teebaum

Der Grund für die unterschiedliche chemische Zusammensetzung des ätherischen Öls beim Teebaum ist in der unterschiedlichen klimatischen Situation zu suchen:

● Die Vorkommen in Queensland wachsen hauptsächlich auf Granitböden in Höhen von 700 bis 900 Metern. Dort beträgt das jährliche Mittel an Regenfällen 740 Millimeter. Im Schnitt treten rund 50mal im Jahr Fröste auf.

● Die Vorkommen in New South Wales gedeihen auf alluvialen Ablagerungen, die sich während der Monsunzeit in Sümpfe verwandeln. Die Höhenlage ist etwa 60 Meter über dem Meeresspiegel. Das jährliche Mittel an Regenfällen beträgt 1100 bis 1600 Millimeter, Frost tritt nur ein- bis dreimal im Jahr auf.

● Die Unterschiede zwischen diesen beiden Regionen betragen also 600 Höhenmeter und 1260 Millimeter Niederschlag.

Vorkommen des Teebaums

Heilender und heiliger Ort

Die natürlichen Vorkommen des Teebaums finden sich an der Nordküste von New South Wales, vor allem im Becken von Richmond River und Clarence River bei Lismore. Dort liegt das Bungawalbyn Valley, das den Aborigines seit jeher als ein »Ort der Heilung« galt. Hierher zogen die Stämme aus dem nördlichen New South Wales und dem südlichen Queensland, um Krankheiten zu heilen. Auch die Frauen wanderten in dieses Tal, um dort ihre Kinder zu gebären.

Teebaum ist nicht gleich Teebaum

Der Teebaum läßt sich nur schwer von anderen Arten der Gattungen unterscheiden und ähnelt besonders dem verwandten Melaleuca linariifolia, der denselben Lebensraum bevorzugt. Wir finden Melaleuca alternifolia vereinzelt auch in der Umgebung von Newcastle und Sydney. Obwohl es sich botanisch um denselben Baum handelt, unterscheidet sich die chemische Zusammensetzung seines ätherischen Öls merklich von den Bäumen im Norden Australiens.

Den Aborigines galt der Ursprungsort des Teebaums seit jeher als magischer Ort der Heilung. Hierher pilgerten viele Kranke auf der Suche nach Genesung, aber auch Frauen suchten ihn auf, um hier ihre Kinder zur Welt zu bringen.

Charakteristika des Teebaums

Charakteristisch für den Teebaum sind folgende Merkmale:

- Kleine federartige Blüten, die wegen ihrer Form im Volksmund als »Flaschenbürsten« bezeichnet werden und von gelblicher Farbe sind
- Schmale, nadelartige und quirlförmig angeordnete Blätter, die aromatisch duften
- Helle, oft zottige, papierartige Rinde
- Schmaler Stamm, der sich schon bald über dem Boden teilt, so daß Melaleuca alternifolia eher einem Busch als einem Baum ähnelt
- Winzig kleine Samen, von denen mehr als 40 000 etwa ein Gramm ergeben
- Die Samen sind hellgrau bis braun und erinnern an gemahlene Pfefferkörner oder Gewürznelkenmehl

Aussehen des Teebaums

Der Teebaum ist ein robuster, bis zu sieben Meter hoher Strauch. Er ist immergrün und zeichnet sich durch lustig aussehende, gelbliche Blüten aus, die auch »Flaschenbürsten« genannt werden.

Melaleuca alternifolia ist eine ausdauernde Strauchspezies. Das bedeutet, daß sie ihre Blätter nicht saisonal abwirft – sie ist immergrün. Sie wird höchstens sechs bis sieben Meter hoch.

Ein Baum mit starkem Lebenswillen

In Australien weiß man seit langem, daß Teebäume, die häufig abgeerntet werden, meistens eine dichter bewachsene Krone hervorbringen als solche, die man »in Ruhe« läßt. Teebäume regenerieren sich nach der Ernte sehr schnell. Der Schnitt scheint ihr Wachstum sogar noch zu verstärken. Abgeerntete Bäume gedeihen gut und sind schon im folgenden Jahr wieder ertragfähig. Sie sind tief und weit verzweigt im Boden verwurzelt, so daß sich aus in der Erde verbleibenden Wurzelstöcken schon bald neue Bäume entwickeln.

Überhaupt ist der Teebaum mit einem ausgesprochenen Lebenswillen ausgestattet: Selbst kurz über dem Boden abgeschlagene Stämme treiben bereits nach kurzer Zeit neue Sprößlinge. Durch bloßes Fällen ist so ein Teebaum also nicht umzubringen – hier muß man schon alle Wurzeln aus der Erde reißen und verbrennen.

Teebaum als Unkraut?

Weil Teebäume so schwer auszurotten sind, wurden sie von den Einwanderern, die hier Milchfarmen betreiben wollten und dafür das entsprechende Weideland brauchten, geradezu als ein lästiges Unkraut betrachtet.

Erst als der kommerzielle Wert des Teebaums entdeckt wurde, sah man die regenerierende Fähigkeit von Melaleuca alternifolia nicht mehr als Fluch, sondern eher als Segen an.

Gute Selbstschutzmechanismen

Da der Teebaum am besten in Sumpfgebieten gedieh, entwickelte er während seiner Evolution alle notwendigen Schutzmechanismen gegen Pilze und andere natürliche Parasiten. Deshalb benötigt er keinen künstlichen Schutz. Daher ist auch sein Öl frei von Pestiziden und Unkrautvernichtungsmitteln – auf jeden Fall bei Öl, das aus Wildbeständen gewonnen wurde, aber auch weitestgehend bei Plantagenöl.

Ihr extremer Überlebenswille trug der Melaleuca alternifolia zunächst einen Ruf als kaum ausrottbares Unkraut ein. Erst als die Farmer ihren Wert als Heilpflanze erkannten, gingen sie dazu über, sie in großem Stil anzubauen.

Mitglieder der großen Melaleuca-Familie

Bei den Melaleuca-Arten gibt es große Unterschiede:
- Einige Melaleuca-Arten sind hochwachsende Bäume mit dichten, rundlichen Baumkronen.
- Andere sind Strauchpflanzen, die entweder mehrere Meter hoch werden oder höchstens bis zu einem Meter wachsen.
- Die Formen, Farben und Blüten der Teebaumsorten sind ebenfalls höchst unterschiedlich, ebenso die Qualität der jeweils aus den Blättern destillierten Essenzen.

Einige der interessantesten Arten sollen im folgenden vorgestellt werden.

Melaleuca bracteata

Im Gegensatz zu den meisten dünnrindigen Teebäumen hat diese Art eine dunkle, harte, furchige Rinde. Der Baum wird bis zu 20 Meter hoch. Die Blüten sind etwa zwei bis fünf Zentimeter lang; man findet selten mehr als 20 von ihnen an einem Baum. Der Baum wächst meistens an Flußufern und wird deshalb auch River Tea Tree, also Flußteebaum, genannt.

Melaleuca decora

In der Natur existiert eine Vielzahl verschiedener Teebaumarten. Sie unterscheiden sich stark voneinander, sowohl in Größe und Wuchs als auch in Blatt- und Blütenform. Als attraktivste Spezies gilt die Melaleuca decora.

Das lateinische Wort »decorus« bedeutet »dekorativ«. Dies bezieht sich auf die zwei bis sechs Zentimeter langen Blüten dieses buschigen, bis zu 15 Meter hohen Baumes.

Die Blüten schmücken den Baum nur wenige Wochen zwischen Frühling und Frühsommer.

Melaleuca decora wächst nur in einigen Regionen von Queensland und New South Wales.

Melaleuca hypericifolia

Diese Art ist ebenfalls in Queensland und New South Wales beheimatet und wird häufig in Gewächshäusern kultiviert. An den älteren Ästen bildet sie scharlachfarbene Blüten mit pinselartig zusammenstehenden Staubblättern aus.

Melaleuca irbyana

Der botanische Beiname wurde zu Ehren des Forschers L. G. Irby gewählt, der diesen Baum als Sammler in einem australischen Sumpfgebiet entdeckte.

Melaleuca irbyana wird etwa sechs Meter hoch, ihre Baumkrone ist dicht und rund.

Die im Sommer erscheinenden Blüten sind sehr klein. Man findet diesen Baum hauptsächlich in der Region rund um den Ort Casino in New South Wales.

Melaleuca linariifolia

Linaria wird eine Frühlingsblume genannt, die oft in europäischen Vorgärten zu finden ist. Von dieser stammt der botanische Beiname Linariifolia.

Der Baum, normalerweise zwischen sechs und sieben Meter hoch, kann bis zu zwölf Meter groß werden.

Melaleuca linariifolia hat eine grauweiße Rinde und eine meistens runde Baumkrone mit mattgrünen Blättern. Die Stämme beginnen sich bereits etwa einen Meter über dem Boden in zahlreiche kräftige Äste und Zweige zu teilen.

Man findet diese Gattung in Teilen von New South Wales und im gesamten Bereich von Queensland.

Melaleuca alternifolia und Melaleuca linariifolia sind sich äußerst ähnlich und werden oft selbst von Fachleuten kaum unterschieden. So kommt es in der Praxis durchaus vor, daß Blätter von beiden Bäumen zur Ölgewinnung geerntet werden.

Melaleuca nodosa

Das lateinische Wort »nodosus« bedeutet »knotig«. Es bezieht sich auf die knotig wirkenden Blüten.

Diese Melaleuca-Art bildet eher Sträucher als Bäume aus, die bis zu sechs Meter hoch werden können. Die creme- bis gelbfarbigen Blüten duften angenehm und schmücken den Busch von Frühjahr bis Sommer.

Melaleuca leucadendron

Die botanische Bezeichnung bedeutet »weinender Teebaum«. Bei den Aborigines waren die Blätter dieser Teebaumart, die reich an Cineol sind, ein traditionelles Heilmittel gegen Erkältungen und Nasenverstopfung.

Da die Melaleuca leucadendron die Tränenproduktion stark anregt, wird diese Spezies auch als »weinender Teebaum« bezeichnet. Sie wird deshalb gerne als Mittel gegen Erkältung und Schnupfen benutzt.

Melaleuca sieberi

Dieser Teebaum wurde nach Franz Wilhelm Sieber, dem böhmischen Naturwissenschaftler und Forscher, benannt. In Strauch- oder Baumform wächst er bis zu einer Höhe von neun Metern.

Melaleuca symphyocarpa

Diese Art des Teebaums wird auch als »Salbenbaum« bezeichnet, weil die Aborigines und die frühen Siedler Australiens daraus heilende Salben herstellten.

Melaleuca thymifolia

Der botanische Beiname thymifolia ist vom europäischen Thymian abgeleitet, da sich die Blätter der beiden Pflanzen recht ähnlich sind. Bei dieser Melaleuca-Art handelt es sich um einen kleinen Busch, der höchstens einen Meter hoch wird. Die Teebaumart trägt nur wenige Blüten.

Seit einigen Jahren wird dieser Busch kultiviert und als eine Art Zwerg-Melaleuca gezogen.

Die Chemie des Teebaums

Geheimnisse des Teebaums

Obwohl die genauen Wirkungsweisen des Teebaumöls der Wissenschaft noch einige Rätsel aufgeben, steht seine Heilkraft längst außer Zweifel. Das liegt u. a. daran, daß Teebaumöl einzigartige Stoffe enthält …

Die australischen Aborigines hatten ein großes Wissen über pflanzliche Heilmittel und deren Anwendungsmöglichkeiten – allerdings ohne diese zu klassifizieren oder zu beschreiben. Die Zergliederung in verschiedene Substanzen und die chemische Analyse interessierten dagegen die Forscher des Industriezeitalters. Allerdings geben ihnen die Wirkungen des Teebaumöls bis heute Rätsel auf:

- Teebaumöl enthält eine Vielzahl von Wirkstoffen, von denen inzwischen etwa 100 durch chemische Analyse bestimmt wurden.
- Bei vielen dieser Stoffe hat man bisher noch nicht feststellen können, warum und wie sie genau wirken.
- Das aus Melaleuca alternifolia gewonnene Öl enthält organische Verbindungen, von denen einige nur im Teebaum vorkommen.

Einzigartige Inhaltsstoffe

Die beiden wichtigsten Verbindungen, denen das Teebaumöl seine Heilwirkung verdankt, sind Terpinen und Cineol.

Terpinen: Terpinen-4-ol hat eine besonders starke Heilwirkung – insbesondere bei Hauterkrankungen und -verletzungen. Deshalb sollte sein Gehalt im Teebaumöl hoch sein, das bedeutet mindestens 30 Prozent. Terpinen sind ungesättigte Kohlenwasserstoffe, die durch Extraktion aus Blüten, Blättern oder anderen Pflanzenteilen isoliert werden. Wegen ihres angenehmen Geruchs werden sie gerne als Riechstoff verwendet.

Cineol: Cineol (auch Eucalyptol genannt) ist eine ätherische Substanz, die vor allem in Eukalyptusblättern enthalten ist. Doch auch in anderen Pflanzen – z. B. im Ingwer und im Lavendel – kommt sie vor. Cineol sorgt besonders bei Erkältungskrankheiten für wirksame Linderung, reizt aber die Schleimhäute und die Haut. Deshalb kann es in zu hohen Dosierungen zu ätzenden und brennenden Schmerzen führen und den Heilungsprozeß stören.

Aus diesem Grund sollten in qualitativ hochwertigem Teebaumöl maximal fünf Prozent Cineol enthalten sein. Wünschenswert ist aber ein geringerer Gehalt. Cineol kann durch Destillation und Ausfrieren gewonnen werden.

Einzigartige Inhaltsstoffe

Außerdem ist Teebaumöl die erste natürliche Substanz, in der man organisches Vidifloren nachweisen konnte. Eine ausführliche Analyse der Essenz, die 1978 durch die Wissenschaftler Swoerd und Hunter durchgeführt wurde, offenbarte insgesamt vier weitere Bestandteile, die nirgendwo sonst in der Natur zu finden sind, nämlich:

- Vidifloren: 1 Prozent der Gesamtmasse
- Beta-Terpineol: 0,24 Prozent der Gesamtmasse
- L-Terpineol: nur in Spuren
- Allyhexonat: nur in Spuren

Ausflug in die Wissenschaft

Die einzelnen Bestandteile des Teebaumöls sind in der folgenden Übersicht aufgelistet (Quelle: »Journal of Agricultural Food Chemistry«, 10, 1993).

… wie etwa Vidifloren, Beta-Terpineol, L-Terpineol und Allyhexonat. Diese vier Substanzen konnten bisher in keiner anderen Pflanze entdeckt werden. Dies beweist die Einzigartigkeit des Teebaumöls.

Inhaltsstoffe des Teebaumöls

Substanz	Prozentanteil	Substanz	Prozentanteil
(+)-Terpinen-4-ol	24,73	Viridiflorol	0,58
Gamma-Terpinen	21,15	Cubenol	0,52
(–)-Terpinen-4-ol	13,13	(+)-Limonen	0,51
Alpha-Terpinen	9,90	Beta-Myrcen	0,46
P-Cymen	4,96	Alpha-Gurjunen	0,45
Alpha-Terpinolen	3,18	Beta-Caryophyllen	0,44
1,8-Cineol	3,04	MW 204	0,44
Alpha-Terpineol	2,72	MW 222	0,38
Alpha-Muurolen	2,26	Cadina-1,4-dien	0,30
Alpha-Pinen	1,86	Alpha-Amorphen	0,29
Delta-Cadinen	1,86	Calamenen	0,27
Viridifloren	1,75	Beta-Terpineol	0,24
Aromadendren	1,61	Dimethylstyren	0,17
Globulol	0,80	Gamma-Gurjunen	0,15
Alloaromadendren	0,69	Spathulenol	0,15
Beta-Phellandren	0,58	Bicyclogermacren	0,13

Der Synergieeffekt

Die Inhaltsstoffe des Teebaumöls wirken synergistisch: Die einzelnen Elemente können ihre Wirkungskraft nur im ausgewogenen Zusammenspiel voll entfalten. Darum besitzt das Teebaumöl ein viel breiteres Wirkungsspektrum als die synthetischen Mittel.

Es ist interessant, daß jede dieser Substanzen – für sich genommen – nicht sonderlich wirksam ist. Erst aus der Kombination der Inhaltsstoffe ergibt sich die maximale Heilkraft des Teebaumöls – ein Phänomen, das als Synergie bezeichnet wird.

Dabei handelt es sich um das Zusammenwirken verschiedener Faktoren zu einer abgestimmten Gesamtleistung.

Naturstoffe können kaum imitiert werden

Synergie spielt bei vielen ätherischen Ölen eine wichtige Rolle. Dabei trägt immer die einzigartige Ausgewogenheit der Bestandteile – einschließlich der nur in Spuren vorkommenden Substanzen – zur Gesamtwirkung bei.

Das macht verständlich, warum synthetisch hergestellte Produkte bzw. naturidentische Öle in ihrer Qualität und Wirksamkeit nie an die natürlichen Öle heranreichen können: Es ist überaus schwierig und bei Teebaumöl bisher unerreicht, die komplizierte und mannigfaltige Mischung natürlich vorkommender Komponenten synthetisch nachzuahmen.

Physikalische und chemische Daten der Melaleuca alternifolia
Hier finden Sie einen kompakten Überblick über die wichtigsten Kennzahlen des Teebaumöls.

Aggregatzustand	Flüssig
Farbe	Farblos bis hellgelb
Geruch	Wie Muskatnuß
Spezifisches Gewicht	0,890 bis 0,906 (bei 20 °C)
Brechungsindex	1,475 bis 1,482 (bei 0 °C)
Löslichkeit	Wasserunlöslich / alkohollöslich
Siedepunkt	Nicht bestimmt
Dampfdichte	> 1 (Luft = 1)
Verseifungszahl	2–3
1,8-Cineolgehalt	Nicht mehr als 10 Prozent
Terpinen-4-ol-Gehalt	Mindestens 36 Prozent

Moderne Analysemethode: Gas-Chromatographie

Die Gas-Chromatographie ist ein Trennverfahren für gasförmige und verdampfbare Stoffe bis etwa 400 °C. Dadurch wird eine genaue Bestimmung der einzelnen Bestandteile von Vielstoffgemischen (z. B. Benzin, Tabakrauch, ätherische Öle) ermöglicht. Am Gas-Chromatogramm kann dann relativ einfach die stoffliche Zusammensetzung abgelesen werden.

Um die einzelnen Substanzen des Teebaumöls isolieren zu können, wird ein modernes chemisches Verfahren verwendet: Bei der Gas-Chromatographie werden die verschiedenen Komponenten mittels eines Trägergases voneinander getrennt.

Entscheidend ist die Löslichkeit

Bei der Analyse von Teebaumöl wird das Öl mit einer Injektionsspritze in den Gas-Chromatographen eingebracht. Ein Trägergas, beispielsweise Helium oder ein anderes Edelgas, transportiert das Öl in die Trennsäule. Der nun folgende Trennvorgang der verschiedenen Inhaltsstoffe beruht auf der unterschiedlichen Löslichkeit des Stoffgemischs.

Funktionsweise des Gas-Chromatographen

Die voneinander getrennten, nach unterschiedlicher Rückhaltezeit (Retentionszeit) aus der Säule austretenden Komponenten werden durch das Detektorsystem registriert. Dabei werden zwei Eigenschaften besonders untersucht: Wärme und Menge der Ionen.
Zur Detektion dienen vorzugsweise Wärmeleitfähigkeitsdetektoren, die Änderungen der Wärmeleitfähigkeit messen.
Weiterhin sind Flammenionisationsdetektoren aktiv, die den elektrischen Strom messen, der durch die bei der Verbrennung der Substanz entstehenden Ionen erzeugt wird.

Mit dem Chromatogramm kommt alles zutage

Das Gas-Chromatogramm zeigt die Detektorsignale als Spitze (Peak) in Abhängigkeit von der Retentionszeit. Die Peakfläche ist ein Maß für die Menge der jeweiligen Komponente.
Der Wissenschaftler im Labor kann auf dem Ausdruck des Gas-Chromatogramms mit hoher Exaktheit die Inhaltsstoffe der untersuchten Substanz ablesen. Jede noch so winzige Verunreinigung des Stoffes tritt hier zutage, nichts, aber auch wirklich nichts bleibt verborgen. Die Gas-Chromatographie testet das Stoffgemisch »auf Herz und Nieren«.

Qualitätskontrolle

Da Teebaumöl ein natürliches Produkt ist, kann seine Qualität erheblich schwanken. Um eine gleichbleibende Heilwirkung zu gewährleisten, bemühen sich die Hersteller durch strenge Kontrollen, ein ausgewogenes Verhältnis aller Inhaltsstoffe zu erreichen.

Die Variationen bei den Bestandteilen und Eigenschaften der ätherischen Öle müssen genauer betrachtet werden. Schon 1948 wiesen Penfold, Morrison und McKern nach, daß der Cineolgehalt bei Stichproben von Ölen, die von 49 verschiedenen Bäumen des Bereiches von New South Wales stammten, zwischen 6 Prozent und 16 Prozent variieren konnte. Und das, obwohl die Bäume selbst botanisch nicht zu unterscheiden waren! Inzwischen weiß man aufgrund neuerer Forschungen, daß der Cineolgehalt im Teebaumöl zwischen 2 Prozent und 65 Prozent schwanken kann. Außerdem fand man heraus, daß die Ausbeute an Öl in den Wintermonaten geringer ist als im Sommer.

Natürliche Schwankungen sind schwer zu vermeiden

Aus diesen Gründen gab es bezüglich der Standardisierung (Gewährleistung einer gleichbleibenden Qualität) einige Probleme. Denn wenn Teebäume identischer botanischer Herkunft ätherische Öle von sehr unterschiedlicher Zusammensetzung produzieren können, ist natürlich auch die Heilwirkung unterschiedlich.

Diese Tatsache trifft übrigens auf viele Pflanzen, in denen ätherische Öle enthalten sind, zu – beispielsweise auf Thymian, Lavendel und Majoran. Dabei sind Art und Qualität des ätherischen Öls von Faktoren wie Höhenlage des Anbaugebietes, jahreszeitlichen Veränderungen und Bodenbearbeitung abhängig.

Chemotypen – Unterschiede beim ätherischen Öl

Wenn von einer einzigen Pflanzenart, die unter unterschiedlichen Bedingungen heranwächst, unterschiedliche ätherische Öle produziert werden, nennt man diese Chemotypen. Diese Chemotypen werden gewöhnlich in Bezugnahme auf ihre Hauptbestandteile klassifiziert. Bei Teebaumöl sind dies die Gehalte an Cineol und Terpinen-4-ol.

Kontrolle tut not

Um zu gewährleisten, daß das in den Handel kommende Teebaumöl eine optimale Zusammensetzung – und damit gleichbleibende heilende Eigenschaften – aufweist, gibt es eine strenge Qualitätskontrolle, die sich an vorgegebenen Standards oder Normen orientiert.

Strenge australische Standards

Das im Handel erhältliche Teebaumöl unterliegt in Australien den Arzneimittelbestimmungen, die eine Überprüfung des Terpinen-4-ol-Gehalts und des Cineolgehalts verlangen. Diesen Qualitätsprüfungen unterliegen auch die zum Export bestimmten Teebaumölprodukte.

Während sich frühere Prüfungsvorschriften – unter dem Artikel AS 175-1967 zusammengefaßt – ausdrücklich und exklusiv auf Melaleuca alternifolia als Lieferant für therapeutisch einsetzbares Teebaumöl bezogen, gibt es – unter der Bezeichnung AS 2782-1985 – inzwischen eine erweiterte Fassung, der zufolge auch eine Mischung mit anderen Teebaumölen möglich ist.

Was gutes Teebaumöl enthalten muß

Hingegen sollte nach Forderung der Australian Tea Tree Industry Association (ATTIA) ausschließlich Melaleuca alternifolia als Grundstoff für therapeutisch verwendetes Teebaumöl anerkannt werden. Nach der ATTIA müssen die Anteile an Terpinen-4-ol und Cineol folgende Grenzwerte erfüllen:

- Terpinen-4-ol-Gehalt: immer über 30 Prozent
- Cineolgehalt: immer unter 15 Prozent

Dies ist aber keine neue Forderung, denn bereits im Jahre 1942 veröffentlichte Dr. Ernest S. Guenther Grenzwerte für das auf den Markt kommende Teebaumöl, das für das Alternifolia-Öl einen Cineolhöchstwert von zehn Prozent vorsah.

Wenn Sie beim Kauf von Teebaumöl die Augen offenhalten, können Sie selbst überprüfen, ob das Produkt von optimaler Qualität ist. Beachten Sie stets den Beipackzettel, oder informieren Sie sich bei Ihrem Apotheker!

Spezifikation des Teebaumöls nach Dr. Guenther

Nach einer bereits 1942 von Dr. Ernest S. Guenther formulierten Spezifikation muß gutes Teebaumöl folgende Kennziffern aufweisen:

- Spezifisches Gewicht: 0,895 bis 0,905 (bei 15 °C)
- Refraktionsindex: 1,476 bis 1,481 (bei 20 °C)
- Esterwert: 2 bis 7
- Cineolgehalt: unter 10 Prozent

47

Praktische Hinweise zum Kauf von Teebaumöl

Die meisten Firmen, die ihre Produkte auf dem deutschen Markt anbieten, sind darauf bedacht, eine möglichst gute und konstante Qualität zu vertreiben. Häufig führen sie sogar eigene Laboruntersuchungen durch. Diese Öle dürften deshalb auch meistens der australischen Qualitätsnorm AS 2782-1985 entsprechen. Vor dieser Norm kamen alle Teebaumöle mehr oder weniger »wild« auf den Markt.

Vorsicht vor gestrecktem Teebaumöl

Vorsicht: Riecht das Teebaumöl süßlich oder erinnert an das Aroma von Kampfer, dann ist es möglicherweise mit Eukalyptusöl gestreckt. So können Sie durch einen einfachen Geruchstest eine wirksame Qualitätskontrolle selbst durchführen.

Da die Nachfrage nach Teebaumöl weltweit ständig steigt, wird das Öl zunehmend verfälscht oder gestreckt – meistens mit Cineol, dem Hauptbestandteil von Eukalyptusöl, das diesem auch den charakteristischen kampferartigen Duft verleiht. Ein verfälschtes Teebaumöl können Sie relativ leicht an seinem süßlichen, leichten Aroma und seinem Kampfergeruch erkennen.

Mischungen mit Teebaumöl

Während Teebaumöl sich vielfältig in seiner reinen Form anwenden läßt, wird es darüber hinaus in einer Mischung angeboten, die 15 Prozent reines Teebaumöl enthält. Diese Mischung besitzt eine Reihe von Vorteilen:

● Teebaumölmischungen sind milder und verfügen doch über dieselben hochwirksamen Stoffe des Konzentrats.
● Teebaumölmischungen sind leicht mit Wasser zu verdünnen, was ihr Wirkungsspektrum erweitert und ihre Anwendung verbilligt.

Spezielle Teebaumölmischungen werden entwickelt

Eingehende Untersuchungen über die exakten Eigenschaften der verschiedenen Arten von Teebaumöl werden gegenwärtig durchgeführt, um die bestmögliche Zusammensetzung für die einzelnen medizinischen Anwendungsgebiete herauszufinden.

Da die Teebaumölindustrie sich ständig weiterentwickelt, ist es wahrscheinlich, daß spezifische Öle für spezifische Anwendungsgebiete entwickelt werden – beispielsweise mag eine optimale Zusammensetzung zur Bekämpfung von Pilzerkrankungen nicht unbedingt die gleiche sein wie die für eine bakterielle Infektion oder für kosmetische Zwecke.

Die medizinische Wirkung des Teebaumöls

Die Nachteile von Antibiotika

Der Einsatz von Antibiotika ist sicherlich in vielen Fällen notwendig und lebensrettend. Daran gibt es keinen Zweifel.

Aber diese Medikamente haben auch große Nachteile. Zahlreiche Ärzte weisen inzwischen auf die Schattenseiten und die Gefahren eines zu häufigen Einsatzes von Antibiotika hin.

Nach der Entdeckung des Penizillins in den 50er Jahren wurden die Antibiotika zunächst als Wunderheilmittel angesehen. Inzwischen sind den meisten Menschen die gefährlichen Nebenwirkungen bewußt. Das Teebaumöl bietet hier durch seine antibakterielle Wirkung eine schonende Alternative.

Kritische Aspekte beim Einsatz von Antibiotika

- Trotz des weltweiten Einsatzes von Antibiotika konnten die Infektionskrankheiten bis heute in keinem Land oder gar Kontinent ausgemerzt werden. Alljährlich gehen nach wie vor Grippe- und Erkältungsepidemien um, gegen die niemand gewappnet zu sein scheint.

- Gegenüber anderen vielfältigen Infektionen kann man mit Antibiotika keine erfolgreiche Prävention betreiben, beispielsweise gegenüber Bronchitis, infektiöser Arthritis, Akne, Geschlechtskrankheiten, Nieren-, Blasen- und Harninfektionen.

- Bakterien passen sich den chemisch synthetisierten Mitteln an und werden immun gegenüber Antibiotika und anderen synthetischen antiseptischen Mitteln – gegen Viren sind Antibiotika sowieso machtlos. Dies verschlimmert die Virulenz (Ansteckungsfähigkeit) gewisser Mikroorganismen und macht sie für den Menschen um so gefährlicher.

- Viren, die gegenüber Antibiotika resistent sind, gelten als besonders starke Krankheitserreger. Man begegnet ihnen vor allem und gehäuft an den Orten, an denen man eigentlich Gesundung sucht: in den Krankenhäusern. Diese sind geradezu Brutstätten für die Entwicklung von antibiotikaresistenten Mikroben aller Art.

- Auch die genaueste Beobachtung von Reinlichkeits- und Hygienemaßnahmen kann aufgrund der hohen genetischen Flexibilität von Bakterien – die unter Streß mutieren – nicht zu deren Ausrottung führen.

Die Vorteile von Teebaumöl

Gegenüber Antibiotika besitzt das Teebaumöl zahlreiche Vorteile, die es einzigartig machen.

Bislang konnte keine Resistenzentwicklung der Krankheitserreger gegen Teebaumöl beobachtet werden. Selbst bei langfristiger Behandlung mit Teebaumöl treten weder Hautschädigungen noch andere unerwünschte Nebenwirkungen auf.

Positive Aspekte beim Einsatz von Teebaumöl

- Wegen der komplexen chemischen Struktur von natürlichem Teebaumöl ist es fast unmöglich, daß Mikroorganismen eine Resistenz dagegen entwickeln. Demgegenüber ist die chemische Zusammensetzung von Antibiotika auf einzelne Substanzen mit relativ einfachen Strukturen beschränkt, was die Resistenzentwicklung natürlich begünstigt.
- Während auf das Abtöten von Bakterien durch synthetisch hergestellte Antibiotika ein verstärktes Wachstum von mutierten Bakterien folgen kann, töten die natürlichen Antibiotika die Bakterien und verhindern anschließend stundenlang und sogar tagelang deren Nachwachsen.
- Teebaumöl hat kaum toxische (giftige) Eigenschaften und ruft keine aggressiven Reaktionen auf der Haut hervor.
- Der US-amerikanische Mediziner D. O. Cass Igram geht in diesem Zusammenhang so weit, den Einsatz von natürlichen Antiseptika in der Chirurgie und im postoperativen Bereich zu fordern, um die durch ungenügende Sterilität begründete hohe Mortalitätsrate in den USA nach Operationen zu reduzieren (»Killed on Contact. The Tea Tree Oil Story: Nature's Finest Antiseptic«, Cedar Rapids, Iowa, 1992).

Natürliche Antiseptika ohne Nebenwirkungen

Während die Schulmedizin gegen Krankheiten in der Regel Mittel einsetzt, die bei wiederholter Einnahme starke Nebenwirkungen hervorrufen – wie etwa ein bei Akne verordnetes Antibiotikum –, können die natürlichen Antiseptika bedenkenlos auch über längere Zeiträume angewendet werden. Im Gegenteil: Gerade die langfristige und konsequente Anwendung von Naturheilmitteln ist meistens eine wichtige Voraussetzung für ihren Nutzen. Bei Teebaumöl allerdings tritt Besserung, sogar Heilung, ungewohnt schnell ein.

Dreifache Heilwirkung von Teebaumöl

Im Gegensatz zu vielen anderen Heilmitteln besitzt Teebaumöl eine dreifache antiseptische Wirkung. Es wirkt nicht nur gegen eine, sondern gegen drei Arten von ansteckenden Erregern:

- Bakterien
- Pilze
- Viren

Teebaumöl gegen Bisse von Schlangen und Skorpionen

Eine der wichtigsten Eigenschaften von Teebaumöl ist seine antiseptische Wirkung. Für die australischen Eingeborenen war und ist es das beliebteste Heilmittel bei verschiedenen Krankheiten und Leiden, insbesondere zur Vorbeugung gegen und zur Behandlung von Wunden. Immer wieder hat es sich als lebensrettend bewährt, nicht selten auch bei Bissen von Giftschlangen und Skorpionen.

Antiseptische und bakterizide Wirkung

Diese Wirkung des Teebaumöls ist besonders für die Erste Hilfe von Bedeutung bei:

- Schnitt- und Brandwunden
- Abschürfungen
- Infizierten Splittern
- Insektenstichen
- Verschmutzte Wunden
- Eiternde Wunden

Als Antiseptikum ist Teebaumöl außerdem ein wertvolles Mittel für die allgemeine Hautpflege. Teebaumöl wirkt bei:

- Pickeln
- Mitessern
- Akne

Hilfe bei Infektionen

Bei Infektionen der Atemwege – z.B. Grippe, Bronchitis oder Nebenhöhlenentzündungen – hat sich Teebaumöl bewährt. Außerdem ist es gut geeignet für die Therapie von Beschwerden im Genitalbereich – z.B. bei Blasenentzündungen und Ausfluß.

Die Heilkräfte des Teebaumöls erstrecken sich nicht nur auf die Bekämpfung von Krankheitserregern wie Bakterien, Pilze und Viren, sondern sind selbst bei der Behandlung von Schlangen- und Skorpionbissen wirksam.

In Australien gibt es eine Vielzahl von giftigen Schlagen. Teebaumöl wird auch heute noch häufig als Erste-Hilfe-Maßnahme bei Schlangenbissen eingesetzt.

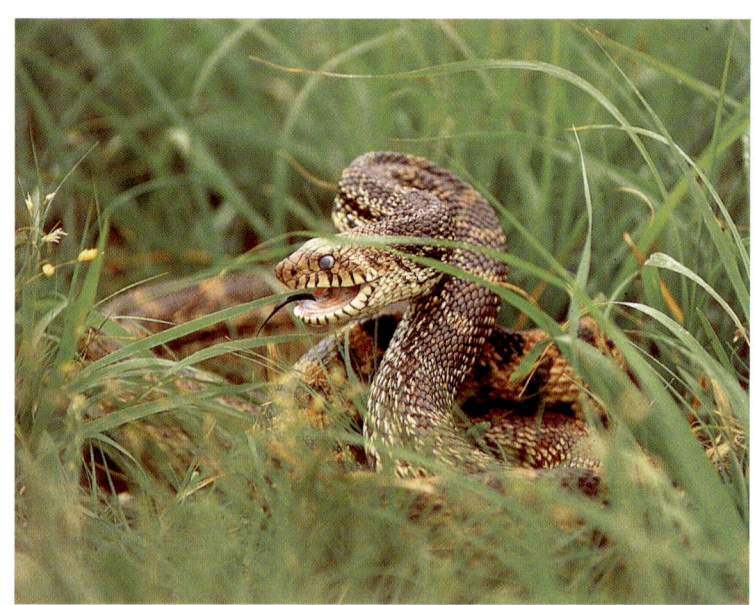

Leiden Sie an einer Erkältung, so ist es nicht unbedingt nötig, Ihren Körper durch den Einsatz von Antibiotika zusätzlich zu belasten. Die ätherischen Öle des Teebaums sind hier oft genauso wirksam und dazu schonender!

Teebaumöl tötet Bakterien

Nachweislich tötet eine 1:50-Teebaumöllösung hämolytische Streptokokken – Bakterien, welche die roten Blutkörperchen auflösen, z. B. bei verschiedenen Infektionskrankheiten wie Scharlach. Untersuchungen von E. H. Holland von der Australian University in Sydney ergaben sogar, daß in einer 1:200-Lösung fast die Hälfte der im Stuhl enthaltenen Krankheitserreger getötet wurde; eine höhere Konzentration von Teebaumöl führte zu beinahe vollständiger Keimfreiheit. Wegen seiner Fähigkeit, in organische Stoffe einzudringen – die im Stuhl in großer Menge vorhanden sind –, verfügt das Teebaumöl über eine so starke antibakterielle Kraft.

Hygiene im Krankenhaus

Heutzutage kann man sich angesichts des obersten Hygienegebots in Krankenhäusern, wo sich die Ärzte die Hände und Arme bis zu den Ellenbogen waschen, kaum mehr vorstellen, wie die Zustände noch vor einigen Jahrzehnten waren. Es ist kaum ein Jahrhundert her, daß viele Frauen an Infektionen im Kindbett starben.

Hygiene in Küchen und Kantinen

Außerhalb von Krankenhäusern und Arztpraxen sind strenge hygienische Maßnahmen auch heute eher die Ausnahme. Zwar unterliegen öffentliche Küchen strikten behördlichen Auflagen, aber vor individuellen Ausrutschern einzelner Küchenangestellten ist kein Mensch sicher.

Die Seife am Waschbecken ...

Neueste Untersuchungen haben ergeben, daß viele Bakterien sich von der organischen Substanz, die Seifenstücken zugrunde liegt, ernähren. Das bedeutet: Bakterien sammeln sich an der Seife an und kontaminieren die Haut bei der nächsten Berührung mit zusätzlichen Bakterien. Benutzen Sie deshalb an öffentlichen Toiletten und Waschräumen lieber flüssige Seifen!

... sollte aus Teebaumöl sein

Teebaumölseifen haben sich als äußerst effektive antiseptische Mittel erwiesen, da sie bis zu 60mal stärkere Keimtöter sind als andere Desinfektionsseifen. Je nach Mengenverhältnissen von Teebaumöl in der Seife kann das bakterielle Vorkommen in der Seife bis auf Null reduziert werden.

Auch im privaten Bereich sind Teebaumölprodukte wichtig für die Hygiene. Besonders für kleine Kinder, die ja viele Reinigungsrituale noch nicht so verinnerlicht haben und gelegentlich auch giftige Pflanzen anfassen, die in den Gärten wachsen, ist ein Stück Teebaumölseife oft ein wirksamer Schutz vor Erkrankungen.

Außerdem sollten Sie Teebaumölseife verwenden, wenn Sie beispielsweise einen Säugling gewickelt haben, die Toilette gereinigt haben oder überhaupt mit menschlichen Ausscheidungen aller Art (Eiter, Blut, Speichel, Kot) in Berührung gekommen sind.

Auch als Zusatzstoff bei Seifen hat sich das Teebaumöl bewährt. Durch seine stark desinfizierende Wirkung verhindert es, daß die Keime beim Waschen nur auf der Haut verteilt statt abgetötet werden.

Pilztötende Wirkung

Besonders wirksam ist Teebaumöl bei der Behandlung von Pilzerkrankungen – beispielsweise Ringelflechte, Fußpilz, Soor und Frauenkrankheiten. Aber nicht nur beim Menschen wirkt Teebaumöl: Inzwischen wird es auch erfolgreich bei Pilzerkrankungen von Haustieren, Fischen und Pflanzen eingesetzt.

Ursache von Mykosen

Pilzerkrankungen (Mykosen) sind durch Pilze hervorgerufene Infektionskrankheiten. Diese Mykosen treten in Form lokaler Infektionen, vor allem der Haut einschließlich Schleimhaut, Haare, Nägel, auf oder verursachen als systemische Mykosen Erkrankungen der inneren Organe, beispielsweise der Lunge, des Darms oder der gesamten Haut. Als Erreger treten Dermatophyten (Hautpilze), Hefen (vor allem der für Scheidenerkrankungen verantwortlichen Gattung Candida albicans) und Schimmelpilze (beispielsweise Aspergillus und Mucor) auf.

Pilzerkrankungen sind nicht nur lästig, sondern können mitunter auch sehr gefährlich werden. Sie treten sowohl an Haaren, Füßen als auch an inneren Organen auf. Besonders im Körperinnenraum können Pilze zu lebensgefährlichen Infektionen führen.

Wirkung gegen Viren

Viren verursachen die meisten epidemischen (seuchenartigen) Erkrankungen. Da Teebaumöl auch hier wirkungsvoll eingesetzt werden kann, empfiehlt es sich besonders zur Behandlung von Krankheiten wie Masern, Windpocken, Grippe und Erkältung. Auch bei Viruserkrankungen der Haut, wie z. B. Warzen, zeigt Teebaumöl gute Ergebnisse.

Die Gefährlichkeit von Viren

Viruserkrankungen (Virosen) sind durch Viren hervorgerufene Infektionskrankheiten, also ansteckende Erkrankungen. Viren sind infektiöse, gegen Antibiotika unempfindliche Partikel, die für ihr Überleben auf Wirtszellen (beispielsweise im menschlichen Körper) angewiesen sind.

Wie Viren in den Körper eindringen

Bei Menschen und Tieren sind Viren Erreger leichter bis tödlicher Infektionskrankheiten. Viren dringen meist über die Haut sowie über die Schleimhäute der Atmungs-, Verdauungs- und Geschlechtsorgane ein, wobei die Infektion an der Eintrittsstelle lokalisiert bleiben kann oder sich über den ganzen Körper ausbreitet.

Je nach Art des Virus und seiner Ausbreitung im Organismus kommt es nach der Infektion zu einer nur wenige Tage (z. B. bei Grippeviren) bis zu mehreren Monaten oder Jahren (bei den sogenannten Slow-Virus-Infektionen) dauernden Inkubationszeit. Das ist die Zeit zwischen Infektion und Ausbruch der Krankheitssymptome.

Vielfache Wirkung von Teebaumöl

Unabhängige mikrobiologische Untersuchungen haben die Wirksamkeit des Teebaumöls gegen einen weiten Bereich von Mikroorganismen bestätigt, insbesondere gegen Bakterien und Pilze.

Schnecken um Mitternacht auf die Warzen legen? Statt zu zweifelhaften Methoden wie dieser zu greifen, sollten Sie sich lieber auf die Heilkraft des Teebaumöls bei der Behandlung von derartigen Viruserkrankungen der Haut verlassen.

Teebaumöl gegen Bakterien und Pilze

Teebaumöl wirkt hervorragend gegen folgende Bakterien und Pilze:

Grampositive Bakterien
- Staphylococcus aureus
- Staphylococcus pneumoniae
- Staphylococcus pyrogenes
- Propionibacterium acne
- Staphylococcus epidermis
- Staphylococcus faecalis
- Staphylococcus agalactiae
- Beta haemolytic streptoc.

Gramnegative Bakterien
- Escherichia coli
- Citrobacter spp.
- Proteus mirabilis
- Klebsiella pneumoniae
- Pseudomonas aeruginosa
- Shigella sonnei
- Leginella spp.

Pilze
- Trichophyton mentagrophytes
- Aspergillus niger
- Candida albicans
- Microsporum gypseum
- Trichophyton rubrum
- Aspergillus flavus
- Microsporum canis
- Thermoactinomycetes v.

Gram-Färbung

Der dänische Pathologe Hans Christoph Gram (1853–1938) entwickelte eine Methode zur Einfärbung von Bakterien, die zu den wichtigsten Methoden der mikroskopischen Bestimmung von Bakterienstämmen gehört.
- Bei grampositiven Bakterien kommt es dabei zu einer dunkelblauen Färbung.
- Die gramnegativen Bakterien nehmen eine rote Farbe an.

Die antiseptische Wirkung von Teebaumöl

Das Museum of Applied Arts and Sciences in Sydney führte 1974 einen Vergleich zwischen Teebaumöl und anderen Antiseptika durch. Nach einem von Professor Anderson aufgestellten Kriterienkatalog ließ sich feststellen, daß Teebaumöl ein besonders wirksames Desinfektionsmittel für die menschliche Haut ist. Es erfüllt die Kriterien für ein gutes Desinfektionsmittel in idealer Weise, denn es weist die folgenden Eigenschaften auf:

• Teebaumöl entfaltet eine schnelle bakterizide, lang anhaltende Wirkung gegenüber einer Vielzahl von Organismen und wird dabei in hohem Grade von der Haut absorbiert.

• Teebaumöl hat deutlich reinigende Eigenschaften.

• Teebaumöl verursacht keine Hautreizungen und Schädigungen des Zellgewebes, es ist ungiftig und verursacht keine bekannten Nebenwirkungen.

• Teebaumöl ist lange haltbar.

• Teebaumöl ist für kosmetische Zwecke gut geeignet, denn es ist farblos und von angenehm frischem Geruch.

• Teebaumöl ist annähernd pH-neutral, das bedeutet, daß es den Säuremantel der Haut nicht angreift.

• Teebaumöl ist besonders dann ausnehmend wirkungsvoll, wenn organische Abfallprodukte wie Eiter oder Blut auftreten.

• Teebaumöl ist wegen seiner stark fungiziden und antiviralen Wirkung ein ideales Hautdesinfektionsmittel.

Wirkung auf das Immunsystem

Die Wirksamkeit von Teebaumöl bei der Bekämpfung von Infektionen wird zusätzlich verstärkt durch seine Fähigkeit, die körpereigenen Abwehrkräfte zu stärken.

Teebaumöl ist besonders wichtig bei der Vorbeugung gegen Krankheiten. Vor allem, wenn der Körper geschwächt ist – beispielsweise durch Streß, Krankheit und die Verwendung von Antibiotika oder anderen Stoffen, die die natürlichen Abwehrkräfte des Körpers vermindern –, kann Teebaumöl eine große Hilfe sein. Das gleiche gilt für Menschen, die vor einem chirurgischen Eingriff stehen oder an chronischen Krankheiten leiden, z.B. Drüsenfieber oder Leberentzündung (Hepatitis).

Streß – eine typische Erscheinung unserer hektischen westlichen Zivilisation. Er belastet nicht nur die Psyche des Menschen, sondern schwächt auch die Abwehrkräfte des Organismus und macht ihn dadurch für Krankheiten aller Art anfälliger.

Ziel – das gesunde Gleichgewicht

Im Gegensatz zur Behandlung mit Antibiotika vernichtet Teebaumöl nicht sämtliche Bakterien, sondern diese werden lediglich so weit zurückgedrängt, daß ein gesundes Gleichgewicht im Organismus erhalten bleibt.

Teebaumöl gegen Aids?

Eine mögliche Anwendung bei Aidserkrankungen wird gegenwärtig untersucht. Sicherlich wäre es zu optimistisch, vom Einsatz des Teebaumöls zu erwarten, daß dadurch das bedrohliche Virus besiegt werden könnte. Doch ist schon die Stärkung des Immunsystems für Aidsinfizierte ein entscheidender Nutzen, der den Ausbruch der Krankheit vielleicht hinauszögern oder ganz verhindern kann. Die Stärkung der Abwehrkräfte, mit denen sich der Organismus selbst schützen kann, ist oft die wertvollste Hilfe, die wir unserem Körper geben können.

Aids – nach einem wirksamen Mittel gegen diese Immunschwächekrankheit wird immer noch verzweifelt gesucht. Als gesichert gilt jedoch, daß durch eine Stärkung des Immunsystems HIV-Infizierter die Aidssymptome gelindert werden können.

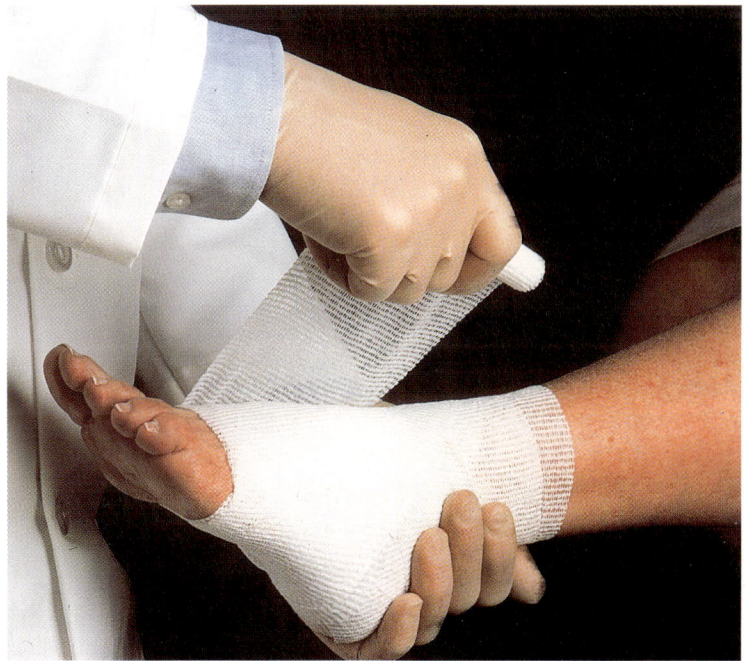

Teebaumöl wirkt in dreifacher Hinsicht bei Verletzungen: Erstens reinigt es die Wunde, zweitens bekämpft es eingedrungene Erreger wie Bakterien oder Viren, und drittens fördert es die körpereigenen Abwehrkräfte.

57

GEWINNUNG DES TEE-BAUMÖLS

Der Teebaum war zunächst bei den australischen Farmern sehr unbeliebt, denn das »Unkraut« ließ sich nur sehr schwer ausrotten. Diese Einstellung änderte sich radikal, als die medizinischen Heilwirkungen des Teebaums auch kommerzielle Auswirkungen zeitigten. Der Export von australischem Teebaumöl steigt rapide an. Die Plantagen kommen kaum noch mit der Herstellung nach.
In diesem Kapitel erfahren Sie alles über die Produktion von Teebaumöl und auf was Sie beim Kauf achten sollten.

Produktion von Teebaumöl

Die Ernte der Teebaumblätter

Für die Destillation des Teebaumöls werden die Blätter, aber auch kleinere Zweige von Melaleuca alternifolia verwendet. Die Milchfarmer hatten den Teebaum ursprünglich als ein großes Ärgernis betrachtet, weil er kaum auszurotten ist. Selbst wenn man alle Äste und Zweige abschneidet oder sogar den ganzen Baum fällt, brechen erstaunlich schnell neue Triebe durch.

Diese Tatsache ist allerdings inzwischen als ein nicht zu unterschätzender Vorteil erkannt worden: Bis vor einigen Jahren – also bevor die weltweit wachsende Nachfrage nach Teebaumöl begann – brauchten keine neuen Bäume nachgepflanzt zu werden. Es reichte, wenn ein Schnitter seine Route im Busch abging und von allen Bäumen die Zweige abschlug, die er dann zur Destillieranlage brachte.

Ernte ohne Schaden

Die Arbeit der Schnitter war sehr hart, denn die Bäume waren zu einem großen Teil nur schwer erreichbar. Hatte der Schnitter dann endlich das Ende seiner Route erreicht, waren die Bäume, die er zuerst abgeerntet hatte, schon wieder nachgewachsen, so daß er von neuem beginnen konnte. Das regelmäßige Ausschneiden der Bäume fügt den Bäumen keinen Schaden zu, sondern regt sogar ihr Wachstum an. Die seit Jahrzehnten abgeernteten Bäume entlang des Bungawalbyn Creek gehören zu den kräftigsten und gesündesten Teebäumen überhaupt!

Naturverbundene Arbeit

Die meisten Schnitter, die sich mit der Wildernte oder der Ernte auf kleinen Plantagen – wo keine Maschinen eingesetzt werden – beschäftigen, haben eine besondere Beziehung zu dem Land, in dem sie leben und arbeiten. Sie lieben den Busch und ihre Freiheit. Dabei erfordert ihre Arbeit zum Teil große körperliche Anstrengungen und ebenso großes Geschick. Schon im Morgengrauen beginnen sie, ausgerüstet mit Jutesäcken und einer rasiermesserscharfen Machete.

Weil die Triebe des Teebaums nach dem Abschneiden erstaunlich schnell und stark nachwachsen, ist er nur schwer auszurotten. Zuerst wurde der Teebaum von den Farmern als Unkraut betrachtet. Heute werden systematisch ganze Plantagen mit dem Heilbaum angepflanzt.

Eine Tonne Blätter täglich!

Um die Blätter von einem Teebaum abzuernten, werden alle Schöß-
linge vom Stamm abgeschnitten. Dann schabt der Schnitter mit der
Machete die Blätter von den Ästen und Zweigen. Ein guter Schnitter
kann eine Tagesausbeute von bis zu einer Tonne Blätter liefern! Mit
der einen Hand drückt er die Zweige nach unten, während er mit dem
Messer in der anderen Hand die Blätter förmlich abrasiert. Diese
Arbeit geht einem geübten Schnitter sehr schnell von der Hand. Sie
ist allerdings auch gefährlich, denn jede Unachtsamkeit kann zu einer
bösen Schnittwunde führen.

Techniken auf Plantagen

Bei der Ernte des Teebaums ist es wichtig, den günstigsten Zeit-punkt zu finden. Da der Ölgehalt der Blätter von der Jahreszeit abhängig ist, greift der Schnitter erst im Sommer zur Machete.

Auf den Plantagen setzt man heute Erntemaschinen ein. Diese
schneiden den Baum über dem Boden ab und bringen Blätter und
Zweige direkt zur Destillationsanlage. Um diese Maschinen optimal
einsetzen zu können, wird jetzt erforscht, welches der für die Ma-
schinenernte günstigste Abstand zwischen den einzelnen Teebaum-
reihen einer Plantage ist.

Zuerst wurde angenommen, daß weit auseinander gepflanzte Bäume
am besten abgeerntet werden könnten. Auf der anderen Seite bringen
aber dichter aneinander gepflanzte Bäume eine größere Biomasse –
also eine größere Ausbeute an Blättern – hervor. Deshalb werden auf
einigen neu angelegten Plantagen inzwischen bis zu 25 000 Teebäume pro Hektar angepflanzt.

Der Zeitpunkt der Ernte

Nicht zu jeder Jahreszeit hat Melaleuca alternifolia den gleichen Gehalt und die gleiche Qualität an ätherischem Öl. Penfold entdeckte
schon vor Jahren, daß der Ölgehalt der Blätter im Sommer höher ist
als im Winter. Er steigt im November (das ist der erste Sommermonat
in Australien) stark an und fällt im Juni wieder ab (dann beginnt in
Australien der Winter). Dies ist somit der Zeitraum der Wildernte.
Aber für die Plantagenbauern ist die Situation komplizierter: Bei der
Wahl des richtigen Erntezeitpunktes muß nicht nur die zu erwartende
Biomasse bzw. Ölmenge berechnet werden, sondern auch die von
den Bäumen benötigte Regenerationszeit, um wieder neue Triebe
und Blätter nachwachsen zu lassen.

Destillation von Teebaumöl

Die traditionelle Form der Teebaumölgewinnung ist die Dampf-
destillation. Dabei werden Blätter und kleine Zweige in einen Kessel
gegeben. Das Wasser wird mit einem langsam brennenden Holzfeuer
erhitzt. Wenn der Dampf aufsteigt, durchbricht er die Äderchen in
den Blättern und setzt das ätherische Öl aus den vielen tausend Drüsen jedes einzelnen Blattes frei.
Der Öldampf wird nun durch eine lange Metallschleife geleitet, die in
kaltem Wasser lagert, die sogenannte Kühlschleife. Dabei verflüssigt
sich der Öldampf. Er fließt in einen Behälter ab, in dem das Öl auf
dem Wasser schwimmt und so abgesaugt werden kann.

Enormer Produktionszuwachs

In den 80er Jahren lag die australische Jahresproduktion von Teebaumöl zwischen 12 und 15 Tonnen. Durch die wachsende Anzahl
von Teebaumplantagen stieg die Produktion dann bald auf 60 Tonnen
pro Jahr. Da die Nachfrage weltweit immer weiter steigt, könnte diese
Menge bald auf 700 Tonnen und mehr pro Jahr steigen.
Da die Beliebtheit des Teebaumöls aufgrund seiner heilsamen Wirkungen immer größer wird, liegt natürlich die Gefahr nahe, daß das
aus Melaleuca alternifolia gewonnene Öl mit anderen Ölen (beispielsweise Eukalyptusöl) versetzt wird oder daß mindere Teebaumöle verwendet werden. Um sich auf eine einwandfreie Qualität
verlassen zu können, sollten Sie unbedingt den Beipackzettel beachten. Die australischen Standards sind sehr streng, noch strenger sind
die US-amerikanischen Bestimmungen.

Aufgrund seiner hohen Heilkraft gilt Teebaumöl als sehr wert-voller Rohstoff. Deshalb wird es nach der Destillation oft mit billigeren und weniger wirkungsvollen Ölen versetzt. Vorsicht: Achten Sie beim Kauf unbedingt auf den Beipack-zettel!

Teebaumöl vor Licht schützen

Teebaumöl sollte unbedingt in dunkelgefärbten Fläschchen
verkauft werden, da es unter der Einwirkung von Sonnenlicht
an Qualität verliert. Meistens enthalten diese Fläschchen fünf
Milliliter Teebaumöl. Das scheint wenig, aber Sie werden ent-
decken, daß Sie Teebaumöl immer nur tropfenweise benötigen.
Mit einem Fläschchen kommen Sie so mehrere Monate gut aus.

Teebaumöl ist nicht gleich Teebaumöl! Damit seine Reinheit und 100prozentige Wirksamkeit gewährleistet sind, sollte Teebaumöl einen Cineolgehalt von unter fünf Prozent und einen Terpinen-4-ol-Gehalt von über 35 Prozent besitzen.

Augen auf bei Kauf von Teebaumöl!
In Deutschland sind Teebaumöl und Teebaumölprodukte in Apotheken, Reformhäusern, Naturkostläden und verschiedenen Versandgeschäften erhältlich. Sie sollten vorsichtig sein, wenn das Öl sehr billig angeboten wird – dann ist es häufig mit einem anderen Öl versetzt. Achten Sie auf den Aufdruck des Fläschchens oder den Beipackzettel. Dieser sollte unbedingt einen Cineolgehalt von unter fünf Prozent und einen Terpinen-4-ol-Gehalt von über 35 Prozent ausweisen!

Pioniere des Teebaumöls

Nachdem die Studie von Penfold über die Eigenschaften und Anwendungsmöglichkeiten von Teebaumöl in Australien erschienen war, war einer der ersten Pioniere der beginnenden Nutzung des Teebaums H. James, Geschäftsführer der Australian Essential Oils Ltd. Diese Gesellschaft hatte bereits 1929 die führende Rolle bei der Nutzung des Teebaums übernommen, denn sie erschloß den Zugang zu den weitflächigen natürlichen Wachstumsgebieten dieser Pflanze entlang des Bungawalbyn Creek, in der Nähe von Coraki.
Als H. James die Versorgung mit wildwachsender Melaleuca alternifolia sichergestellt hatte, entwickelte er ein wasserlösliches Produkt (Melasol) und forderte Ärzte und Zahnärzte dazu auf, die Verwendungsmöglichkeiten der Essenz zu testen.

Ein Forschungsbericht ohne Geschäftsinteressen

1936 publizierten James' Australian Essential Oils dann einen umfassenden Forschungsbericht über die Verwendung von Teebaumöl in der medizinischen Praxis. Im Bericht heißt es: »Bei unserer Untersuchung hat uns keine große Organisation oder Firma unterstützt, der es um eine zweckgerichtete Strategie zum Zweck späterer kommerzieller Vermarktung unserer Reihenversuche gegangen wäre. Unsere Untersuchungsergebnisse beruhen ausschließlich auf der Zusammenarbeit zahlreicher Ärzte und Zahnärzte, die selbst keine geschäftlichen Interessen an Australian Essential Oils haben.« (Zitiert nach: Susan Drury, »Tea Tree Oil, The Miracle Healer«)

Die Thursday Plantation

Anfang der 50er Jahre gab es – aufgrund der neu entwickelten synthetischen keimtötenden Mittel – nur noch wenig Interesse an Teebaumöl. So befanden sich im Bungawalbyn Valley nur noch drei Destillationsanlagen, die ihr Material ausschließlich aus wildwachsenden Teebaumvorkommen bezogen.

Dieses Bild änderte sich jedoch vollständig, als Christopher Dean, der ursprünglich für das Sozialamt in Sydney gearbeitet hatte, sich entschloß, an den Bungawalbyn Creek zu ziehen. Schon seit einigen Jahren hatte er sich mit den dort wachsenden Teebäumen und deren Möglichkeiten beschäftigt.

Christopher Dean und seine Familie glaubten fest und unbeirrbar an die Heilkräfte des Teebaumöls. Sie widmeten einen Großteil ihres Lebens ihrer Teebaumfarm.

Pioniere am Bungawalbyn Creek

Nun lebten Christopher Dean, seine Frau und drei kleine Kinder in einem Schuppen ohne elektrischen Strom, ohne Telefonverbindung und auch ohne Nachbarn. Sie wollten etwas versuchen, was noch niemand vor ihnen versucht hatte: eine Teebaumfarm aufbauen, um später Teebaumöl produzieren zu können.

So pflanzten sie nur ausgesuchte Sämlinge von Bäumen an, deren ätherisches Öl schon an anderen Orten höchsten Qualitätsansprüchen genügt hatte. Durch den gezielten Anbau konnten die Deans die Bäume so setzen, daß sie später leicht abgeerntet werden konnten.

Natürlich gab es zahlreiche Fehlschläge – wie bei jeder Pionierleistung. Aber Christopher Dean sah es als seine Aufgabe an, die »Wunderessenz« Teebaumöl auch anderen Menschen zugänglich zu machen. Sein Glaube an das Öl beruhte auf persönlicher Erfahrung.

Anfang der 70er Jahre hatte Christopher Dean sich mehrere Monate lang in Afrika aufgehalten. Dabei zog er sich eine Pilzinfektion unter den Fußnägeln zu. Vergebens versuchte er, diese mit allen Mitteln zu bekämpfen. Ihm wurde sogar geraten, den Zehennagel entfernen zu lassen, als er einen Arzt in London aufsuchte.

Aber glücklicherweise traf am nächsten Tag Christopher Deans Bruder in London ein, der ein Fläschchen Teebaumöl in seiner Reiseapotheke bei sich hatte. Also behandelten sie Christopher Deans Zehe mit reinem Teebaumöl – und nach vier Tagen bildete sich die Infektion vollständig zurück!

Ab diesem Donnerstag war alles anders

Auch Christopher Deans Stiefvater hatte sich schon seit vielen Jahren mit der Anpflanzung von Melaleuca alternifolia und der Herstellung von Teebaumöl beschäftigt – es gab also schon eine gewisse Tradition in der Familie. Immer wieder bemühte die Familie sich um einen Pachtvertrag für die geplante Plantage. Dieser wurde endlich unterzeichnet – an einem Donnerstag. So entstand auch der Name des Unternehmens: Thursday Plantation.

Erste Hilfe aus der Flasche

Zuerst destillierten Christopher Dean und seine Frau nur kleine Mengen Teebaumöl, die sie an Freunde und Bekannte weitergaben. Danach verkauften sie ihr Produkt auf sogenannten alternativen Märkten. Es folgten Bestellungen von Naturkostläden aus ganz New South Wales. Bald schon wurde das Teebaumöl der Thursday Plantation in ganz Australien verkauft, wo es unter dem Namen »Erste Hilfe aus der Flasche« gehandelt wurde.

Ein Unternehmen wächst empor

Noch gibt es nicht viele Teebaumplantagen. Der größte Lieferant von Teebaumöl ist seit langem die Thursday Plantations. Doch allein schafft es auch diese Plantage nicht, den ständig wachsenden Bedarf an Teebaumöl zu befriedigen.

Heute ist die Nachfrage größer als die hergestellte Ölmenge. Deswegen ist eine neue Plantage im Bezirk Ballina aufgebaut worden. Dort werden die Erfahrungen der letzten Jahre ausgewertet und neue Varietäten angebaut, damit auch die verschiedenen Verwendungszwecke der Essenz berücksichtigt werden können. Die Thursday Plantations sind heute der größte Lieferant von Teebaumöl.

Das Hopevale-Projekt in Nordqueensland

Als Ray Wilson im März 1991 mit Eric Deeral zusammentraf, schlug die Geburtsstunde für das Hopevale-Projekt, eine Kooperative von etwa 50 kleinen Farmern, die nach neuen Einkommensquellen suchten. Ray Wilson war früher Bergbauingenieur und leitete nun ein Safariunternehmen. Eric Deeral war Mitglied des Gemeinderates von Hopevale und suchte nach Projekten, die kostengünstig eingerichtet werden konnten und sich in absehbarer Zeit selbst tragen konnten. Ray Wilson, der Nordqueensland und vor allem auch die Umgebung von Hopevale wie seine Westentasche kennt, schlug vor, die Teebaumvorkommen dieser Gegend wirtschaftlich zu nutzen.

Der Teebaum zieht in die Tropen

Eine kleine Destillationsanlage wurde angeschafft und nach Hope-vale transportiert. Nun begann man mit der Ernte der Teebaumblätter verschiedener Baumarten. Für die Analyse der gewonnenen Öle wur-den sowohl Destillationsversuche als auch gas-chromatographische Untersuchungen durchgeführt. Es zeigte sich, daß nur einige der Tee-baumsorten für die kommerzielle Nutzung geeignet waren.

Also wurde beschlossen, Melaleuca alternifolia in Queensland anzu-bauen. Dieser Baum ist in New South Wales heimisch und war bisher noch nicht in tropischen Bereichen auf Plantagen angebaut worden. Deshalb mußten zunächst zahlreiche Fragen geklärt werden:

- Ist der Sommer in Queensland zu heiß und zu naß?
- Welche Schädlinge könnten auftreten?
- Braucht Melaleuca alternifolia eventuell einen kälteren Winter?

Um diese Fragen beantworten zu können, wurden Sämlinge aus New South Wales importiert und zur Probe angepflanzt. Der ideale Platz fand sich zwischen dem Blackwater Creek und dem rechten Arm des Endeavour River. Hier gab es ausreichend Wasser, trockene Lehm-erde und ausreichenden Schutz vor den starken Südostwinden.

Der Teebaum ist ein anspruchs-volles Gewächs. Er braucht ganz bestimmte klimatische Bedingungen, um ideal gedeihen zu können. Die Hauptsorge des Farmers ist es, Teebaumschäd-linge auf seiner Plantage zu vermeiden.

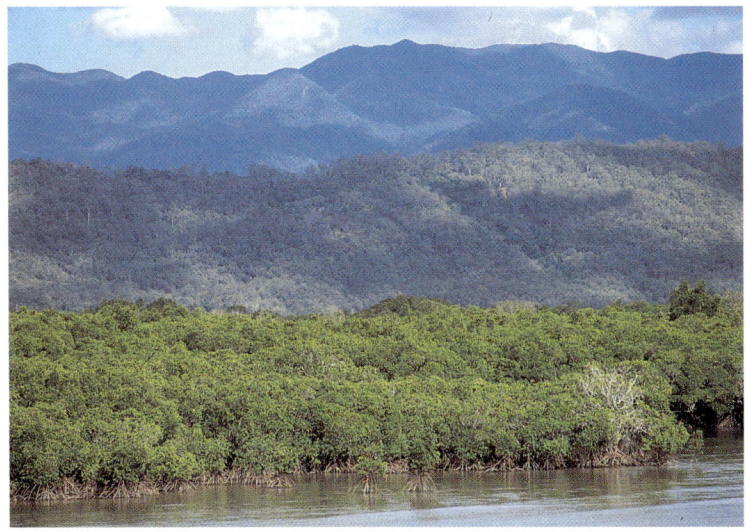

Queensland – eine faszinierende Ge-gend Australiens. Es ist mit großem Erfolg gelungen, hier Plantagen mit Teebaumsämlingen aus New South Wales anzulegen.

Start mit 162 Pflanzen …

Am 20. Februar 1992 wurden 162 Sämlinge angepflanzt. Die Ab- stände zwischen den Reihen und einzelnen Pflanzen waren ähnlich denen auf Zuckerrohrplantagen. Der Grund: Traktoren und Maschi- nen dafür waren vorhanden und mußten nicht erst in New South Wales teuer gekauft und nach Queensland transportiert werden. Da das Bewässerungssystem zu dieser Zeit noch nicht angelegt war, mußten die Pflanzen zweimal täglich von Hand gegossen werden, wenn es nicht regnete. Allerdings war dies auf einer Testfläche von etwa zehn mal sechs Metern kein Problem. Auf dieser Fläche sollte das bestmögliche Ausgangsmaterial für weitere Pflanzungen heran- gezogen werden. Außerdem sollte die genaue Beobachtung des Pflanzenwachstums Aufschlüsse über die zu erwartenden Ernteinter- valle geben. Es ergab sich, daß die Sämlinge zweimal so schnell wuchsen wie die auf einer Vergleichspflanzung in New South Wales. Schon bald konnten die ersten Blattproben untersucht werden: Sämt- liche Testergebnisse waren positiv.

… später mit 1160 Jungpflanzen …

Am 1. April wurden deshalb weitere Sämlinge bestellt, die Mitte Mai eintrafen. Für das Setzen der 1160 Pflänzchen von Hand wurden drei Stunden benötigt. Das zeigt, daß selbst das Auspflanzen einer größe- ren Anzahl von Setzlingen von Hand kein Problem sein muß. Sechs Leute können täglich ohne weiteres 1000 bis 2000 Sämlinge pflan- zen. Auch das Ernten sollte zunächst von Hand vorgenommen wer- den, wie es ja bei der Wildernte und auch auf einigen kleinen Planta- gen in New South Wales durchgeführt wird.

… dann eine ganze Plantage

Die ursprüngliche Idee des Projektes war es, besonders den jungen Aborigines hier eine Arbeitsmöglichkeit zu schaffen. Die Arbeit auf einer Teebaumplantage ist nicht schwer und auch für Frauen geeig- net. Leider konnte das Ziel des Projektes nicht verwirklicht werden, denn die jungen Eingeborenen verloren bald das Interesse an der re- gelmäßigen Tätigkeit und blieben weg. Die kleinen Farmer dagegen, die zum Teil seit zwei und mehr Generationen in Kooperativen gear- beitet hatten (Zuckerrohr-, Tabakanbau), behielten ihr Interesse.

Export nach Österreich und Deutschland

Inzwischen wird in Hopevale so viel Teebaumöl produziert, daß im Frühjahr 1996 zusammen mit österreichischen Partnern eine Firma gegründet wurde, die zunächst den deutschsprachigen, dann den gesamten europäischen Raum beliefern und später möglicherweise weltweit ausgedehnt werden soll.

Ray Wilson und seinen Mitarbeitern gelang es, innerhalb von fünf Jahren unter Einsatz minimaler Kosten zu beweisen, daß Melaleuca alternifolia auch in Queensland erfolgreich angebaut werden kann. Gleichzeitig trägt das Projekt zur Einkommensverbesserung zahlreicher Farmer bei. Da die Nachfrage nach Teebaumöl weltweit noch im Steigen begriffen ist, sind die Zukunftsaussichten für das Hopevale-Projekt mehr als positiv.

In Queensland stellt der Teebaum eine wichtige Einkommensquelle dar. Da die Pflege der Teebäume nicht viel Kraft erfordert, sind auch viele Frauen hier beschäftigt.

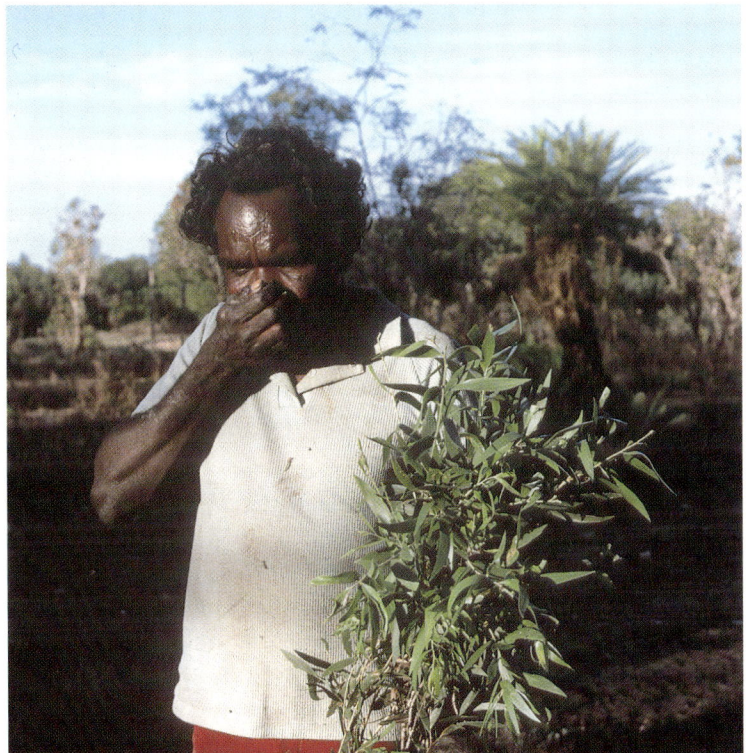

Auf der Hopevale-Plantage in Queensland arbeiteten zu Beginn viele Aborigines. Heute sind es jedoch vorwiegend weiße Farmarbeiter, die mit Aufzucht und Ernte beschäftigt sind.

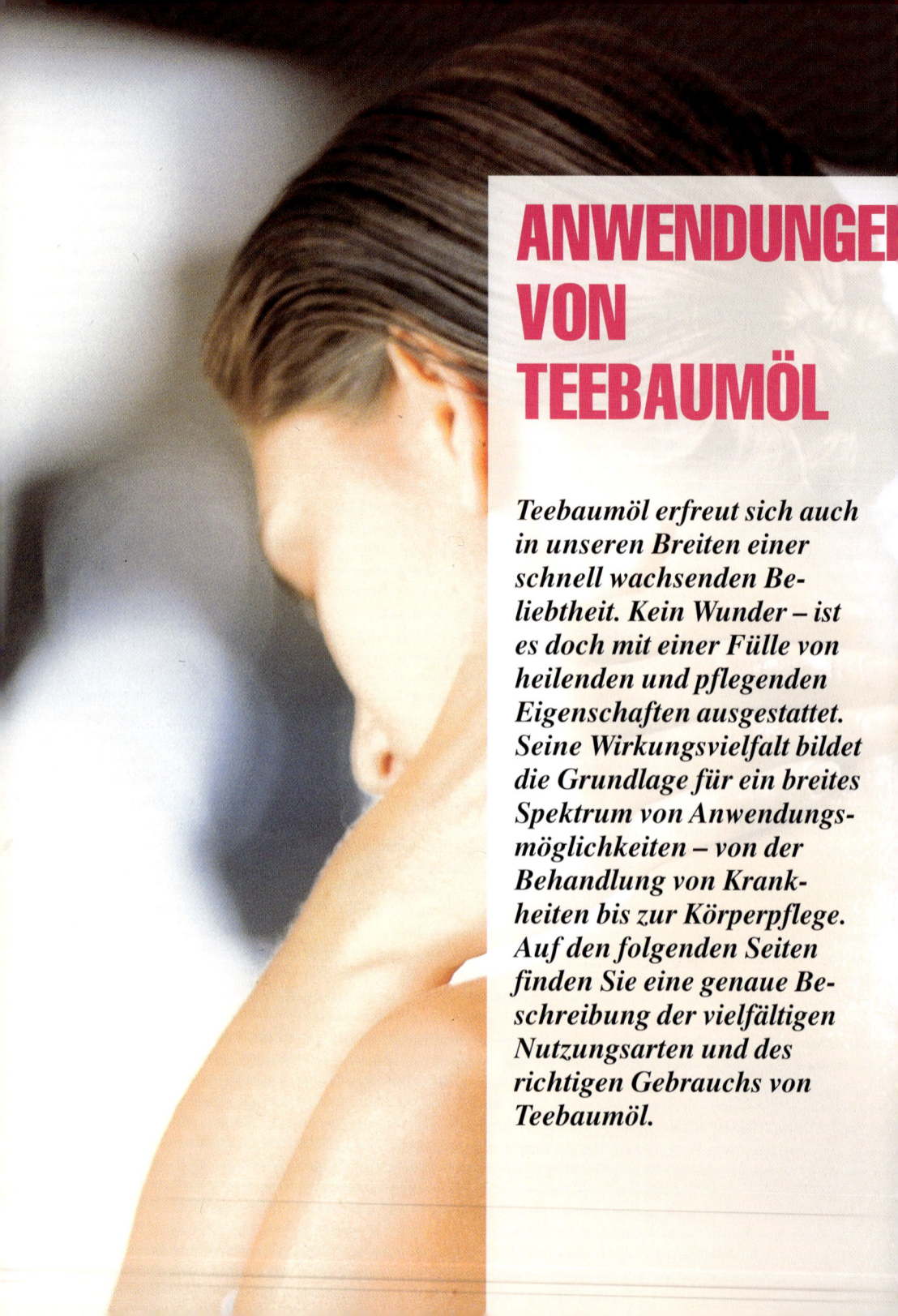

ANWENDUNGE
VON
TEEBAUMÖL

Teebaumöl erfreut sich auch in unseren Breiten einer schnell wachsenden Beliebtheit. Kein Wunder – ist es doch mit einer Fülle von heilenden und pflegenden Eigenschaften ausgestattet. Seine Wirkungsvielfalt bildet die Grundlage für ein breites Spektrum von Anwendungsmöglichkeiten – von der Behandlung von Krankheiten bis zur Körperpflege. Auf den folgenden Seiten finden Sie eine genaue Beschreibung der vielfältigen Nutzungsarten und des richtigen Gebrauchs von Teebaumöl.

Teebaumöl richtig verwenden

Sicherheitsaspekte

Testen Sie mögliche Unverträglichkeiten

Teebaumöl ist ein besonders sanft wirkendes Naturheilmittel, da es bei äußerlicher Anwendung weder giftig noch in irgendeiner Form hautreizend ist. Trotzdem ist es möglich, daß manche Menschen auch gegen Teebaumöl allergisch oder empfindlich sind. Deshalb sollten Sie vor einer Anwendung sorgfältig die Verträglichkeit in Ihrem individuellen Fall prüfen und die gebotene Vorsicht walten lassen.

Ständige Qualitätskontrollen

Aus den hohen Standardisierungsanforderungen an Teebaumöl, die in Australien gestellt werden, ergibt sich naturgemäß, daß eine gleichbleibende Qualität nur durch ständige Kontrollen bei der Destillation und später bei den Grossisten gehalten werden kann.
Bei den großen Teebaumölproduzenten in Australien ist dies auch durchaus der Fall. Anders sieht es da schon bei den sogenannten Billiganbietern aus kleineren Destillen aus, die ihre Produkte meistens über asiatische Firmen anbieten.

Lieber gute Qualität als Sonderangebot

Kaufen Sie Teebaumöl nicht unbedingt nach dem Preis, sondern eher nach der Qualität ein. Gerade bei den billig angebotenen Ölen können Sie kaum Erfahrungswerte mit Teebaumöl sammeln – es kann nämlich sein, daß jede Flasche, die Sie erwerben, ein Öl mit einer anderen Zusammensetzung enthält.

Augen auf beim Beipackzettel!

Manchmal sind in den Beipackzetteln auch die Sicherheitsdaten des Teebaumöls enthalten. Lesen Sie diesen Zettel genau! Die Sicherheitsdaten sollten in etwa denen der folgenden Checkliste entsprechen. Fehlt der Beipackzettel, ist Vorsicht am Platze.

Teebaumöl ist kein 100prozentig standardisiertes Heilmittel wie ein synthetisch hergestelltes Medikament. Achten Sie deshalb auf optimale Qualität, und greifen Sie nicht nach dem erstbesten (oder günstigsten) Fläschchen mit Teebaumöl!

Wie viele andere Naturprodukte und -stoffe kann auch Teebaumöl allergische Reaktionen bei entsprechend veranlagten Menschen hervorrufen. Prüfen Sie deshalb, ob Sie Teebaumöl vertragen oder nicht. Ein einfacher Hauttest gibt Ihnen schnell Aufschluß.

Sicherheitsdaten Teebaumöl

Feuergefährlichkeit
- Flammpunkt (nicht verschlossen): 58 °C
- Löschmittel:Trockenschaum
- Besondere Vorgehensweise bei Feuer: nicht bekannt
- Außergewöhnliche Feuer- und Explosionsgefahr: nicht bekannt

Reaktivität
- Stabilität: keine besondere Reaktionsgefahr; stabil auch bei erhöhten Temperaturen und Drücken
- Unverträglichkeit: Lösungsmittelkontakt mit Kunststoff; Ölfarben, Tinte usw. vermeiden; nicht in Kunststoffbehältern aufbewahren
- Gefährliche Polymerisation: keine

Toxizität und gesundheitliche Gefahren
- Toxizität: keinerlei Fälle akuter oder chronischer Toxizität bekannt
- Gesundheitliche Gefahren: keine
- Erste-Hilfe-Maßnahmen: Augen reichlich mit klarem Wasser spülen; Haut mit Wasser und milder Seife waschen

Persönliche Schutzmaßnahmen
- Atemwege: nicht erforderlich
- Belüftung: ausreichend Raumbelüftung, örtliche Ableitung, optional
- Schutzhandschuhe: ölfeste Handschuhe, optional
- Augenschutz: Sicherheitsbrille, optional
- Weitere Schutzmaßnahmen: nicht erforderlich

Um die Anwendung des Teebaumöls für Mensch und Tier so sicher wie möglich zu machen, haben die australischen Pharmaceutical Consulting Services einige Tests durchgeführt, die sie 1989 veröffentlichten.

Tests der Verträglichkeit an Tieren

- Versuche an Kaninchen über kurzfristige Hautreizung
- Versuche über die Giftigkeit bei der Aufnahme durch die Haut
- Versuche über eine Hautreizung bei Kaninchen
- Versuche über die Lichtempfindlichkeit bei Meerschweinchen
- Versuche über krebserregende Stoffe im Teebaumöl
- Versuche über die kurzfristige Toxizität bei oraler (durch den Mund) Aufnahme von Teebaumöl bei Ratten

Ergebnis: Alle geprüften Öle waren unbedenklich.

Um noch sicherer zu gehen, klassifizierte der australische National Health & Medical Research Council reines Teebaumöl als nur verwendbar für äußerliche Anwendung. Das bedeutet, daß die Packungsaufschrift folgende Warnungen enthalten sollte:

- Gift (Poison)
- Nicht innerlich anwenden (Not to be taken)
- Von Kindern fernhalten (Keep out of reach of children)

(Da viele Teebaumölprodukte in Australien abgefüllt und verpackt werden, stehen hier auch die englischen Aufschriften.)

Zahlreiche Tests, die von den Pharmaceutical Consulting Services durchgeführt werden, belegen die ausgezeichnete Verträglichkeit des Teebaumöls. Bei Beachtung bestimmter Sicherheitsmaßnahmen ist seine Verwendung völlig unbedenklich.

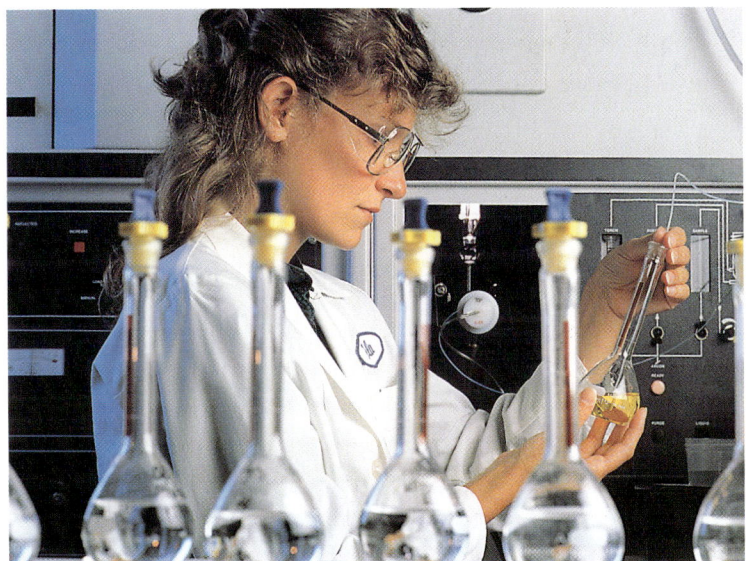

Im Laufe der letzten Jahrzehnte wurde das Teebaumöl in vielen wissenschaftlichen Laboratorien auf »Herz und Nieren« geprüft.

71

Vor der Verwendung von Teebaumöl zu beachten

Wollen Sie Ihre Haut schonen oder haben Sie dermatologische Probleme, so sollten Sie das hochwirksame Teebaumöl nur verdünnt anwenden. Im Zweifelsfall unbedingt den Arzt zu Rate ziehen!

● Manche Haut reagiert empfindlich auf reines Teebaumöl. Vor der Behandlung sollten Sie einen Hauttest durchführen. Dazu lassen Sie einige Tropfen reines Teebaumöl auf dem Handrücken oder auf dem Arm eine Stunde lang einwirken. Treten Hautreizungen auf, spülen Sie das Öl mit viel kaltem Wasser ab.

● Verwenden Sie Teebaumöl bei Hautproblemen nur verdünnt. Zur Verdünnung können Sie fertige Präparate nehmen. Oder Sie stellen eine Emulsion aus Teebaumöl mit einem Pflanzenöl her.

● Teebaumöl darf nicht in Kontakt mit den Augen kommen.

● Teebaumöl ist nicht für die innerliche Anwendung geeignet – es sei denn, daß es ärztlich verordnet wurde.

● Obwohl Teebaumöl nicht giftig ist, ist es doch stark wirksam. Deshalb sollte es während der Schwangerschaft und für Kinder nur in Verdünnung (Wasser oder Öl) verwendet werden.

● Für Haustiere gilt: Bei kleinen Tieren und Jungtieren Teebaumöl zur Pflege nur in einer Verdünnung verwenden. Katzen sind übrigens besonders empfindlich gegen ätherische Öle.

● Achten Sie darauf, Teebaumöl immer nur in bester Qualität aus kontrolliertem Anbau zu kaufen. Da sich die Nachfrage nach diesem Öl zunehmend erhöht, bringen manche Firmen gestrecktes Teebaumöl auf den Markt. Nur mit reinem Teebaumöl von verläßlicher Qualität können Sie sichere und wirksame therapeutische Erfolge erzielen!

● Teebaumöl sollten Sie nicht mehr verwenden, wenn die Flüssigkeit in der Flasche sedimentiert, trüb wird, sich stark gelb verfärbt oder einen scharfen oder ranzigen Geruch annimmt.

● Wegen des niedrigen Flammpunktes von Teebaumöl bei 58 °C sollte ein mit Teebaumöl getränkter Lappen, Wattebausch o. ä. nicht in der Sonne oder an der Heizung liegenbleiben, da es unter ungünstigen Umständen zu einer Selbstentflammung kommen kann. Entsorgen Sie solche Abfälle entweder in einer Mülltonne oder in einem geschlossenen Behälter, der kühl steht.

Wichtig: Sollte die Behandlung mit Teebaumöl nicht den gewünschten therapeutischen Erfolg bringen oder sollten die Symptome sich gar verschlimmern, suchen Sie bitte unbedingt Ihren Arzt auf.

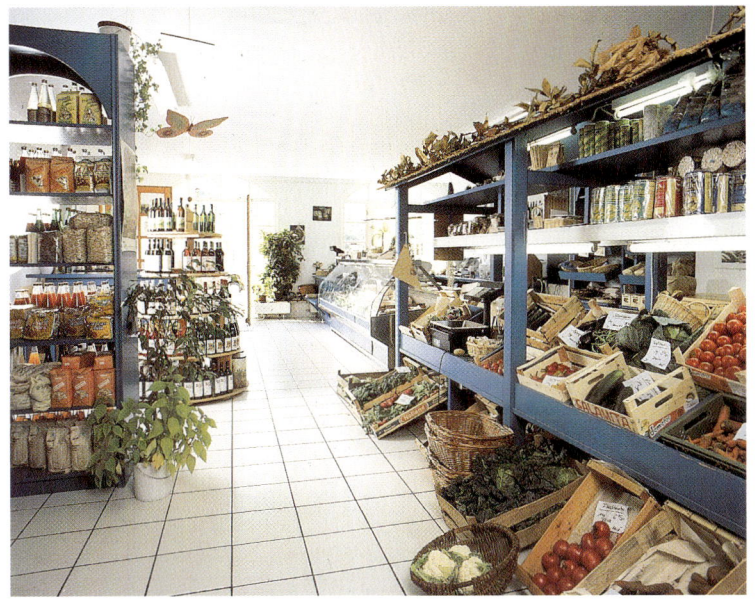

Heute sind Teebaumöl und Teebaumölprodukte nicht nur in Apotheken und Drogerien erhältlich. Sie können sie auch in immer mehr Naturkost- und Bioläden beziehen.

So lagern Sie Teebaumöl richtig

● Wie alle ätherischen Öle ist auch Teebaumöl licht- und luftempfindlich. Bewahren Sie es deshalb immer gut verschlossen in luftdichten und dunklen Behältern auf. Die Originalverpackung (meist ein braunes Fläschchen) ist dafür zweckmäßig.

● Bewahren Sie Teebaumöl nie in Plastik- oder Metallbehältern auf. Das Öl könnte sich sonst zersetzen.

● Auch eine kühle Lagerung des Öls ist wichtig. Bewahren Sie Teebaumöl deshalb nicht in der Nähe von Heizungen auf oder an Orten, wo es unter Sonnenbestrahlung ist.

● Wenn Sie diese Hinweise beachten, ist gewährleistet, daß sich die Wirkstoffe des Teebaumöls nicht verändern und seine therapeutische Wirksamkeit erhalten bleibt.

● Da Teebaumöl, außer unter ärztlicher Kontrolle, nicht innerlich eingenommen werden sollte und ferner beim Kontakt mit den Augen und mit den Schleimhäuten unter Umständen schmerzhafte Reizungen verursachen kann, ist es außerdem wichtig, das Öl außerhalb der Reichweite von Kindern aufzubewahren.

Obwohl das Teebaumöl sich auch hervorragend zur Säuglingspflege eignet, sollte es nie ohne Aufsicht in die Hände von Kindern geraten. Bewahren Sie es deshalb bitte an einem geeigneten Ort auf!

73

So verwenden Sie Teebaumöl

Teebaumöl sollte ausschließlich für die äußerliche Anwendung eingesetzt werden.

Eine innerliche Anwendung darf nur nach Verordnung des Arztes und unter ärztlicher Aufsicht erfolgen!

Das Teebaumöl wirkt besonders intensiv auf der Haut und in den Atmungsorganen. Deshalb sind Bäder, Massagen, Inhalationen, Kompressen, Lotionen, Mundspülungen und andere Spülungen die wirkungsvollsten Anwendungsmöglichkeiten.

Anwendungsmöglichkeiten von Teebaumöl

Durch seine stark ätherischen Eigenschaften entfaltet das Teebaumöl vor allem als Badezusatz und im Bereich der Aromatherapie seine hervorragende Wirkungskraft. Die wohltuenden Dämpfe entspannen die Psyche und lindern alle Arten von Erkältungsbeschwerden.

Aromatherapie: Geben Sie einige Tropfen Teebaumöl in Ihre Duftlampe oder in ein Schälchen mit dampfend heißem Wasser.

Bad: Geben Sie einige Tropfen Teebaumöl ins Badewasser.

Creme: Mischen Sie Ihrer Pflegecreme einige Tropfen Teebaumöl bei. Verwenden Sie dazu einen Spatel oder einen sauberen Plastiklöffel.

Direkte Anwendung: Tragen Sie etwas Teebaumöl direkt aus dem Fläschchen mit dem Finger oder einem Wattebausch auf die betroffene Stelle auf.

Haarshampoo: Mischen Sie einige Tropfen Teebaumöl Ihrem Shampoo bei.

Haarwasser: Lösen Sie einige Tropfen Teebaumöl in Alkohol.

Inhalation: Geben Sie einige Tropfen Teebaumöl in eine Schüssel mit dampfend heißem Wasser.

Kompressen: Träufeln Sie einige Tropfen Teebaumöl auf ein feuchtes Tuch (je nach Größe der zu behandelnden Stelle ein sauberes, gebügeltes Geschirrtuch oder Taschentuch).

Lotion: Lösen Sie einige Tropfen Teebaumöl in destilliertem Wasser bzw. Alkohol.

Massage: Vermischen Sie einige Tropfen Teebaumöl mit reinem Pflanzenöl.

Mundspülung: Geben Sie einen Spritzer Teebaumöl in ein Glas mit warmem Wasser

Spülung: Geben Sie einige Tropfen Teebaumöl in einen Becher mit Wasser.

Mischungen mit Teebaumöl selbst herstellen

Im medizinischen Bereich und zur Ersten Hilfe wird Teebaumöl auch verdünnt verwendet. In vielen anderen Fällen aber reichen wenige Tropfen, die Sie anderen Präparaten beifügen.

Mischungen mit pflanzlichen Ölen

Sie können Teebaumöl gut mit anderen Ölen mischen und dann als Körperöl zur täglichen Pflege und zur Massage verwenden.

Wenn Sie sich selbst eine Ölmischung aus Teebaumöl und einem anderen pflanzlichen Öl herstellen möchten, sollten Sie die besonderen Eigenschaften der nachfolgenden Pflanzenöle beachten.

Mandelöl

Dieses ist ein leichtes, kaltgepreßtes Öl. Es ist auch für empfindliche Haut und für Kleinkinder geeignet. Deshalb ist es besonders häufig in Babypflegemitteln, die auf natürlicher Basis hergestellt werden, enthalten.

Mandelöl wird schnell durch die Haut aufgenommen, die sich danach glatt und weich anfühlt.

Avocadoöl

Dieses ist ein fettes Öl mit einem besonders hohen Anteil an Vitamin A und E. Avocadoöl eignet sich sehr gut für die Pflege trockener Haut. Trotz des hohen Fettanteils oxidiert Avocadoöl nicht auf der Haut, verbrennt also keinen Sauerstoff.

Vitamin E wirkt als natürliches Antioxidans. Es verhindert, daß das Öl ranzig wird.

Weizenkeimöl

Dieses Öl ist ebenfalls reich an dem Hautvitamin E, aber es ist leichter als Avocadoöl.

Weizenkeimöl ist zwar nicht so lange haltbar wie dieses, aber der hohe Anteil an Vitamin E sorgt für eine gute Stabilität.

Jojobaöl

Wegen seiner emulgierenden Eigenschaften ist dieses Öl besonders gut geeignet zum Mischen. Jojobaöl zieht sehr gut in die Haut ein und oxidiert nicht.

Alle diese Öle erhalten Sie entweder in Ihrer Apotheke oder in gut sortierten Reformhäusern und Naturkostläden.

Weniger ist oft mehr! Da das Teebaumöl ein hochkonzentriertes Produkt ist, genügen meist schon wenige Tropfen, um wirkungsvolle Mischungen zu erzielen.

Mischungen mit Wasser

Wenn Sie Teebaumöl in Wasser auflösen – beispielsweise für Spülungen –, können Sie einen sogenannten Lösungsvermittler verwenden, damit sich das Öl im Wasser gut verteilt und nicht auf der Oberfläche schwimmt. Teebaumöl läßt sich recht gut in lauwarmer Milch oder in Sahne emulgieren. Dabei sollte die Mischung allerdings nicht über 30 °C erhitzt werden. Nachdem sie wieder erkaltet ist, geben Sie die Emulsion in das handwarme Wasser.

Es gibt inzwischen auch wasserlösliches Teebaumöl auf dem Markt, dieses ist allerdings ziemlich teuer.

Mischungen mit Milch

Die Emulsion (die feinste Verteilung eines Stoffes in einem anderen, wobei eine gewisse Stabilität der Mischung erzielt wird) mit Milch ist eine einfache, saubere und zweckmäßige Lösung. Die Vorbereitung dauert nur wenige Minuten.

Eine Spülung mit einer Wasser-Teebaumöl-Mischung eignet sich sehr gut als Mittel gegen Soor, außerdem für Mund- und Vaginalspülungen sowie für Sitzbäder. Sie können es sogar in Inhaliergeräten verwenden – in Milch und Wasser gelöstes Teebaumöl besitzt eine besonders hohe Wirkkraft.

Wichtig ist allerdings, daß man diese Emulsion nur für den sofortigen Gebrauch herstellt. Sie ist kaum länger zu lagern oder aufzubewahren, da sich die Bestandteile schnell wieder trennen.

Fertigen Sie doch Ihren eigenen Badezusatz an! Dafür genügen acht bis zehn Tropfen Teebaumöl, um ein bei Hautkrankheiten sehr heilsames Vollbad herzustellen. Gleichzeitig wirken die inhalierten Dämpfe sehr entspannend.

Bäder und Spülungen

Vollbad

Badezusätze haben gleichzeitig drei Wirkungen:
- Sie wirken direkt auf die Haut ein.
- Die eingeatmeten Dämpfe wirken auch innerlich.
- Ätherische Öle beruhigen und entspannen.

Ätherische Öle werden für Bäder bereits seit Jahrhunderten benutzt. Heute bietet die Industrie ungezählte fertige Badezusätze an. Aber Sie können sich Ihre Badezusätze auch selbst zusammenstellen, wobei Sie verschiedene Öle mischen können.

Öl und Wasser mischen sich nicht

Öl ist leichter als Wasser und mischt sich nur schlecht mit diesem, so daß das Öl dann auf der Oberfläche des Badewassers schwimmt. Dies verhindern Sie, indem Sie das Öl mit Zusätzen, sogenannten Emulgatoren, vermischen, die sich dann mit dem Wasser besser verbinden. Dazu können Sie Sahne oder Milch verwenden.

Emulgatoren aus der Apotheke

Möchten Sie eine etwas stabilere Mischung herstellen, die Sie über längere Zeit aufbewahren können, empfiehlt sich als Emulgator Tween 80 oder Lanette N. Beide sind Handelsbezeichnungen für hautfreundliche Emulgatoren, die Sie in der Apotheke kaufen können und die von den meisten Apothekern zur Salbenherstellung verwendet werden.

Anleitung: Geben Sie acht bis zehn Tropfen reines Teebaumöl ins warme Badewasser, und lassen Sie das Badewasser über einige Spritzer einer fertiggekauften oder selbst hergestellten Badeölmischung laufen.

Um Teebaumöl in Verbindung mit Wasser nutzen zu können, z.B. für Bäder, benötigen Sie einen Emulgator. Als besonders schonende Methode eignet sich die Verwendung von Milch.

Vollbäder mit Teebaumöl

Die wichtigsten Heilwirkungen von Vollbädern mit Teebaumöl sind:

- Linderung von Muskel- und Rheumaschmerzen
- Heilwirkung auf Hautausschläge und Ekzeme
- Milderung von Atemwegsbeschwerden
- Ausgleichende und belebende Wirkung
- Stärkung der körpereigenen Abwehrkräfte
- Stärkung des Immunsystems

Hand- und Fußbad

Hand- und Fußbäder mit Teebaumöl sind nicht nur angenehm und pflegend, sie haben auch eine heilende Wirkung.

Anleitung: Geben Sie sechs bis acht Tropfen Teebaumöl in eine Schüssel mit warmem Wasser. Baden Sie Hände oder Füße fünf bis zehn Minuten darin.

Die besondere Fußbadmischung mit Salbei

Vor allem im Sommer leiden viele Menschen unter Fußschweiß. Dagegen läßt sich das Teebaumöl hervorragend einsetzen. Denn neben seinen hautpflegenden Eigenschaften besitzt es auch eine desodorierende Wirkung.

Für Fußbäder empfiehlt sich auch eine Spezialmischung aus:
- 100 Gramm Haushaltssalz
- 40 Tropfen Teebaumöl
- 40 Tropfen Salbeiöl (aus der Apotheke)
- 3 Gramm Tween 80 oder Lanette N (Emulgatoren)

Salbeiöl besitzt sehr gute durchblutungsfördernde Eigenschaften und reduziert den Fußschweiß.

Anleitung: Vermischen Sie zuerst die Öle mit Tween oder Lanette. Geben Sie diese Mischung unter ständigem Rühren in kleinen Portionen unter das Salz. Rühren Sie alles gut durch, und füllen Sie dann die Salzmischung in ein verschließbares Einmachglas ab. Für ein Fußbad benötigen Sie drei bis vier Eßlöffel des Badesalzes.

Hand- und Fußbäder mit Teebaumöl

Die wichtigsten Heilwirkungen von Hand- und Fußbädern mit Teebaumöl sind:
- Bekämpft Fuß- und Nagelpilz
- Wirksames Deodorant bei Schweißfüßen

Sitzbad

Sitzbäder sind besonders gut geeignet zur Behandlung von Erkrankungen des Genitalbereichs und zur Vorbeugung dagegen.

Anleitung: Geben Sie sechs bis acht Tropfen Teebaumöl in eine Schüssel oder in eine Sitzwanne mit warmem Wasser. Nehmen Sie ein Sitzbad von fünf bis zehn Minuten Dauer.

Sitzbäder mit Teebaumöl

Die wichtigsten Heilwirkungen von Sitzbädern mit Teebaumöl sind:
- Linderung des Juckreizes im Genitalbereich
- Milderung der Beschwerden bei Hämorrhoiden
- Heilwirkung bei Blasenentzündungen

Spülungen im Genitalbereich

Auch Spülungen sind gut geeignet zur Behandlung von und zur Vorbeugung gegen Erkrankungen des Genitalbereichs.

Anleitung: Geben Sie vier bis fünf Tropfen Teebaumöl in ein Gefäß mit warmem Wasser (beispielsweise in einen Mixbecher oder in eine Kanne), und lassen Sie die Mischung langsam über den Genitalbereich rinnen.

Spülungen im Genitalbereich mit Teebaumöl

Die wichtigsten Heilwirkungen von Teebaumölspülungen im Genitalbereich sind:

- Linderung des Juckreizes
- Heilwirkung bei bereits bestehenden Erkrankungen
- Vorbeugung gegen Erkrankungen im Genitalbereich

Mundspülung

Bei Erkältungskrankheiten, Mundgeschwüren und Zahnschmerzen hat Teebaumöl sich ebenfalls bewährt.

Anleitung: Geben Sie fünf bis zehn Tropfen Teebaumöl in ein Glas mit warmem Wasser, und rühren Sie die Mischung gut durch. Dann gründlich gurgeln oder mehrfach den Mund damit ausspülen.

Wichtig: Die Mischung mit Teebaumöl muß unbedingt wieder ausgespuckt werden – nicht schlucken!

Damit der Zahnarzt erst gar nicht zum gefürchteten Bohrer greifen muß, sollten Sie vorbeugende Maßnahmen treffen: Desinfizieren Sie Ihre Mundhöhle mit einer Teebaumölmischung.

Mundspülungen mit Teebaumöl

Die wichtigsten Heilwirkungen von Mundspülungen mit Teebaumöl sind:

- Desinfektion der Mundhöhle
- Linderung von Schmerzen
- Heilungsunterstützung bereits entzündeter Stellen im Mund- und Gaumenbereich
- Beseitigung von Mundgeruch
- Frischer, gesunder Atem

Inhalationen

Inhalationen wirken sowohl physiologisch (körperlich) als auch allgemein harmonisierend auf Körper und Seele.

Anleitung: Geben Sie einige Tropfen Teebaumöl in eine Schüssel mit dampfend heißem Wasser. Beugen Sie sich darüber, und bedecken Sie Kopf und Schüssel mit einem Handtuch. Nun atmen Sie zehn Minuten lang die aromatischen Dämpfe ein. Wichtig: Halten Sie dabei die Augen geschlossen, weil Teebaumöl die Augen reizen kann!

Inhalationen wirken nicht nur wohltuend auf die Atemwege, sondern öffnen auch die Gesichtsporen. Dadurch können Sie Hautproblemen wie Pickeln und Mitessern wirksam vorbeugen.

Teebaumöl auf der Reise und im Alltag

Für unterwegs und für den öfteren Gebrauch während des Tages können Sie auch einige Tropfen Teebaumöl auf ein Taschentuch träufeln – so können Sie vor allem bei Erkältungen oder Atmungsbeschwerden tagsüber immer wieder einmal inhalieren.

Für die Nacht können Sie auch einige Tropfen Teebaumöl auf Ihr Kopfkissen geben. Diese tragen ebenfalls zur Linderung Ihrer Erkältungs- oder Atmungsbeschwerden bei.

Inhalationen mit Teebaumöl

Die wichtigsten Heilwirkungen von Inhalationen mit Teebaumöl sind:

- Linderung des Hustenreizes
- Heilwirkung bei Erkältungen und Erkrankungen der Atemwege
- Regulierung des Stoffwechsels bei Hautproblemen wie Pickeln, Mitessern, Akne usw.
- Wirksame Hautpflege, denn Inhalationen wirken wie eine »Gesichtssauna«

Kompressen und Umschläge

Kompressen aus einem sterilen, mehrfach zusammengelegten Stück Mull oder Leinen legt man auf Wunden, die Flüssigkeit absondern. Darüber hinaus sind sie auch bei Entzündungen, Krampfadern und vielerlei anderen Beschwerden ein bewährtes Hausmittel, das auf eine allmähliche, tiefgehende Wirkung abzielt.

Anleitung: Mit dem Teebaumöl erhalten Kompressen eine einzigartige Heilkomponente. Eine einfache (nicht sterile, aber desinfizierende) Kompresse läßt sich herstellen, indem Sie – je nach Größe der betroffenen Hautstelle – einen Wattebausch oder einen Waschlappen in Wasser tauchen, gut auswringen und dann drei bis fünf Tropfen Teebaumöl darauf träufeln.

Das Wasser sollte je nach Bedarf sehr heiß oder eiskalt sein. Lassen Sie die Kompresse mindestens eine Stunde lang liegen. Zwischendurch immer wieder einmal umwenden.

Teebaumöl gegen Eiter in Abszessen

Einen Umschlag – beispielsweise um Eiter aus einem Abszeß zu ziehen oder einen entzündlichen Splitter zu entfernen – stellen Sie her, indem Sie etwas Heilerde aus der Apotheke mit Wasser anrühren und einige Tropfen Teebaumöl darunter mischen. Tragen Sie die Mischung auf die betroffene Hautstelle auf, und decken Sie diese nötigenfalls mit einer Mullbinde ab.

Durch seine antibakteriellen Kräfte kann das Teebaumöl wirksam bei eitrigen Abszessen eingesetzt werden. Mit einigen Tropfen läßt sich eine lindernde Kompresse herstellen, die gleichzeitig die Wunde desinfiziert.

> **Kompressen und Umschläge mit Teebaumöl**
> Die wichtigsten Heilwirkungen von Kompressen und Umschlägen mit Teebaumöl sind:
> - Desinfektion der Stelle
> - Linderung der Schmerzen
> - Beschleunigung des Heilprozesses

Massage

Die Massage ist die älteste dem Menschen bekannte Form der Medizin. Mechanisch wird auf die Haut und das darunter liegende Gewebe (Muskeln, Bindegewebe, Weichteile) eingewirkt.
Die wichtigsten Handgriffe der Massage sind:

- Hackung
- Klatschung
- Klopfung
- Knetung

- Reibung
- Schüttelung
- Streichung
- Walkung

So massieren Sie richtig

Für den Laien empfehlen sich vorwiegend das Streichen und das Kneten – dabei können weder Bindegewebe noch Weichteile verletzt werden. Sie können sich selbst massieren (am besten von den Zehen bis zum Kopf) oder sich massieren lassen, aber auch jemand anderen massieren.

Ein leichter Schmerz ist normal

Wenn Sie einen Beruf in vorwiegend sitzender Haltung ausüben, so kennen Sie sicherlich die unangenehme Folgeerscheinung von Muskelverspannungen. Eine richtig ausgeführte Massage kann hier Wunder wirken.

Wichtig ist, daß Sie immer eine Hand auf dem Körper lassen, also nie den Hautkontakt verlieren. In verspannten Bereichen – meistens in den Schultern und Armen sowie im Nackenbereich – ist ein leichter Schmerz bei der Massage normal. Aber Sie sollten die Massage sofort beenden, wenn stärkere Schmerzen auftreten. Dann sollten Sie besser mit dem Arzt oder einem Masseur sprechen.

Massieren löst psychische Verkrampfungen

Leichte Massagen sind eigentlich immer problemlos. Sie entspannen und geben nicht nur ein gutes Körpergefühl, sondern können auch heilsam bei Muskelschmerzen und psychischen Verkrampfungen wirken. Zur Massage können Sie auch Bürsten oder Frottiertücher verwenden.

Anleitung: Für Massagen mischen Sie Teebaumöl mit einem reinen Pflanzenöl, z. B. Oliven-, Mandel- oder Avocadoöl (z. B. aus der Apotheke). Füllen Sie die Ölmischung in eine dunkle Flasche. (Gewöhnlich werden diese Öle ohnehin in solchen Flaschen verkauft, da sie das Öl vor schädlichen Lichteinflüssen schützen.) Vor dem Gebrauch immer gut durchschütteln, damit sich die Öle wieder mischen.

Massagen mit Teebaumöl

Die wichtigsten Heilwirkungen von Massagen mit Teebaumöl sind:

- Desinfizierende Wirkung
- Linderung der Hautprobleme wie Akne, Pickel usw.
- Wirksame Hautpflege
- Aromatherapeutische, beruhigende Wirkung auf die Psyche

Massageöl mit Teebaumöl

Sie können Ihr eigenes Massageöl leicht selbst herstellen. Rechnen Sie selbst zur benötigten Menge um.

- Auf 100 ml Pflanzenöl kommen 50 Tropfen Teebaumöl.
- Auf 1 EL Pflanzenöl (etwa 15 ml) kommen 7 bis 8 Tropfen Teebaumöl.
- Auf 1 TL Pflanzenöl (etwa 5 ml) kommen 2 bis 3 Tropfen Teebaumöl.

20 Tropfen Teebaumöl entsprechen 1 ml.

Die angegebenen Mischungsverhältnisse entsprechen einer Verdünnung von 2,5 Prozent.

Der Genuß einer Massage wird durch die Verwendung eines guten und wohlriechenden Massageöls noch kräftig erhöht. Durch die Zugabe von Teebaumöl läßt sich auch die entspannende Wirkung steigern.

Teebaumöl und Kosmetika

Creme

Der Einsatz von Teebaumöl zur Heilung vieler Hautkrankheiten läßt es nur logisch erscheinen, daß seine positiven Eigenschaften auch in der täglichen Hautpflege zum Tragen kommen.

Neigen Sie zu immer wiederkehrenden, hormonell bedingten Pickeln, zu streßbedingten Herpesbläschen, zu einer grauen, schlecht durchbluteten Haut oder zu einem empfindlichen Teint, der sich beim ersten Sonnenstrahl schon rötet?

Dann kann Ihnen Teebaumöl meistens helfen. Geben Sie einfach einige Tropfen davon in Ihre Gesichts- oder Körpercreme. Eine solche Mischung wirkt dauerhaft feuchtigkeitsregulierend und durchblutungsfördernd. Sie werden gesünder, vitaler und schöner.

Teebaumöl in Kosmetikcremes

Zahlreiche französische Kosmetikhersteller und in jüngster Zeit auch amerikanische Firmen verwenden Teebaumöl als Bestandteil von Kosmetika und Körperpflegemitteln. Die Beigabe von Teebaumöl verleiht diesen nicht nur einen angenehmen Duft. Da das Öl ja auch über außergewöhnliche antiseptische und fungizide Eigenschaften verfügt, entfalten Hautcremes selbst bei einem nur zweiprozentigen Anteil von Teebaumöl bereits bakterienhemmende Wirkungen.

Ein Jungbrunnen für Ihre Haut

Teebaumöl gibt der Haut ein jugendliches Aussehen. Das tief in die Haut eindringende Öl reichert die Hautzellen mit Sauerstoff an und fördert die Regeneration der durch Sonneneinwirkung, Trockenheit, Akne, Pilzerreger oder Umweltbelastungen andere Hautkrankheiten geschädigten Haut.

Zulassung zum US-amerikanischen Markt

In den USA hat Teebaumöl als Bestandteil kosmetischer Rezepturen vor einigen Jahren die behördliche Genehmigung erhalten.
Der Grund: Das Öl ist außerordentlich gut verträglich und praktisch unbedenklich in der Anwendung. Es verursacht (mit Ausnahme der Augen) so gut wie keine Reizerscheinungen.

Teebaumöl in Ihrer alltäglichen Gesichtscreme

Helfen Sie Ihrer Haut, sich selbst zu helfen! Einige Tropfen Teebaumöl in Ihrer Creme pflegen gestreßte Haut und regulieren den Feuchtigkeitshaushalt auf schonende Weise.

Sie können Teebaumöl auch Ihrer normalen Pflegecreme beimischen. So erhalten Sie ein hochwertiges Kosmetikum, in dem sich die Heilkräfte des Teebaumöls hervorragend und mit lang andauernder Wirkung entfalten können. Diese Teebaumölcreme kann bei vielen Hautproblemen eingesetzt werden.

Lotion

Anleitung: Vermischen Sie fünf Tropfen reines Teebaumöl mit einem Eßlöffel Oliven-, Mandel- oder Avocadoöl (aus der Apotheke), und tragen Sie diese Mischung vorsichtig direkt auf die betroffenen Hautstellen auf.

Hautcremes und Lotionen mit Teebaumöl

Die wichtigsten Heilwirkungen von Hautcremes mit Teebaumöl sind:

- Desinfizierende Wirkung
- Linderung der Hautprobleme wie Akne, Pickel usw.
- Wirksame Hautpflege
- Der Heilungsprozeß bei Hauterkrankungen aller Art wird erheblich beschleunigt

---

Shampoo

Die Haare eines Menschen können sehr viel über seine gesundheitliche Verfassung aussagen: Brüchiges, stumpfes Haar muß nicht unbedingt die Folge von Dauerwellen oder Färbungen sein – Verfahren also, bei denen häufig starke Chemikalien angewendet werden. Sehr oft ist es ein Zeichen von physischer oder psychischer Mangelerscheinung.

Vitaminmangel – Ursache für schlechte Haare

Häufig ist eine Unterversorgung mit Vitamin B oder mit Eisen ein Grund für sich verschlechterndes Haar, besonders wenn sich gleichzeitig auch die Nägel verändern und brüchig und rissig werden. Auch allgemeine Blutarmut kann für einen schlechten Zustand von Haaren und Nägeln verantwortlich sein.

Zu beobachten sind diese Mangelerscheinungen an Haar und Nägeln häufig nach einer medikamentösen Behandlung, bei Magersucht und beim Mißbrauch von Alkohol, Nikotin und Drogen und bei jahrelanger Fehlernährung.

Pilzbefall mit Teebaumöl bekämpfen

Manchmal ist auch Pilzbefall die Ursache für brüchiges Haar. Diesen erkennt man an den nackten runden Stellen auf der Kopfhaut. Hier ist eine Pilzbehandlung erforderlich, bei der das Teebaumöl – wie klinische Untersuchungen bewiesen haben – eine sehr hilfreiche Rolle spielen kann.

Schönes, glänzendes Haar ist nicht nur außerordentlich attraktiv, sondern zeigt auch, daß der gesundheitliche Zustand des Besitzers top ist. Alkohol und Zigaretten schlagen sich ebenso wie eine falsche Ernährung auf Haare und Nägel nieder.

Teebaumöl gegen Milchschorf

Auch der bei Säuglingen häufig anzutreffende Milchschorf läßt sich mit Teebaumöl behandeln.

Geben Sie einige Tropfen Teebaumöl in ein spezielles Kindershampoo, oder mischen Sie einige Tropfen Öl mit Jojobaöl, die Sie vor der Wäsche vorsichtig (um die Fontanelle nicht zu verletzen) in die Kopfhaut einmassieren.

Anleitung: Für Ihren eigenen Bedarf mischen Sie ein pH-neutrales Shampoo mit Teebaumöl.

Mischungsverhältnis: Geben Sie 60 Tropfen Teebaumöl in 100 Milliliter Shampoo. Vor Gebrauch gut durchschütteln.

Tips zur Haarwäsche

Für die normale Haarpflege reicht es aus, wenn Sie Ihr Haar in den gewohnten Abständen mit Teebaumölshampoo waschen. Bei speziellen Problemen – beispielsweise starkem Schuppenbefall, einer Pilzerkrankung o. ä. – sollten Sie die Kopfhaut vor der Haarwäsche mit einigen Tropfen Teebaumöl massieren und dieses einige Minuten einwirken lassen. Danach die Haare mit einem Teebaumölshampoo waschen und auch der Haarspülung einige Tropfen Teebaumöl zusetzen.

Anleitung: Wenn Sie sich ein Shampoo für die normale Haarwäsche herstellen möchten, verwenden Sie das folgende Mischungsverhältnis: Geben Sie 60 Tropfen Teebaumöl in 100 Milliliter Shampoo. Schütteln Sie die Mischung vor Gebrauch gut durch.

Früher wuschen sich die Menschen ihre Haare mit Kernseife. Dies ist heute zum Glück nicht mehr nötig, denn längst wurde der Kosmetikmarkt mit schonenden Haarpflegeprodukten überschwemmt. Mit ein paar Tropfen Teebaumöl können Sie Ihr Shampoo jetzt richtig auf Hochtouren bringen!

Haarshampoos mit Teebaumöl

Die wichtigsten Heilwirkungen von Haarshampoos mit Teebaumöl sind:

- Kräftigung von Haaren und Kopfhaut
- Abwehr von Schuppen
- Regulierung des Fetthaushalts der Kopfhaut (gleichermaßen wirksam bei trockenem und fettigem Haar)
- Vorbeugung gegen Läuse
- Weicher Glanz der Haare
- Leichtere Kämmbarkeit der Haare
- Reinigung der Kopfhaut von sämtlichen Schmutzpartikeln
- Anregung der Durchblutung der Kopfhaut
- Kräftigung des Haarwuchses
- Antiseptische Wirkung auf Haar und Kopfhaut

Haarwasser

Ergänzend zu einem Teebaumölshampoo können Sie auch ein Teebaumölhaarwasser verwenden.

Anleitung: Mischen Sie dafür 100 Milliliter 50prozentigen Alkohol (aus der Apotheke) mit 5 Milliliter Teebaumöl. Massieren Sie dieses Haarwasser täglich kräftig in Haar und Kopfhaut ein.

Direkte Anwendung

Bei Schmerzen, Wunden, Hautproblemen und Insektenstichen können Sie Teebaumöl auch direkt auf die betroffenen Hautstellen auftragen.

Anleitung: Geben Sie einige Tropfen Teebaumöl direkt aus dem Fläschchen auf einen Wattetupfer oder auf Ihre Fingerspitzen, und massieren Sie es sacht in die betroffene Hautstelle ein.

Vorsicht bei Hautallergien

Für manche Menschen kann es bei der direkten Anwendung von Teebaumöl zu Hautreizungen kommen – etwa wenn sie unter besonders empfindlicher Haut oder einer Allergie leiden. Sollten sich hier Probleme ergeben – wie beispielsweise schmerzhafte Hautrötungen –, spülen Sie die Haut mit viel kaltem Wasser ab. Verwenden Sie dann Teebaumöl nur noch in Verdünnung oder gar nicht.

Letzteres wird aber nur sehr selten vorkommen, da es bei der Anwendung von Teebaumöl in guter Qualität kaum zu derartigen Hautreaktionen kommt.

Es ist wunderschön, laue Sommernächte im Garten zu genießen – wenn nur diese Mückenplage nicht wäre! Statt Insektenstiche mit übelriechenden Tinkturen zu behandeln, sollten Sie es einmal mit Teebaumöl versuchen.

Direkte Anwendung von Teebaumöl
Die wichtigsten Heilwirkungen einer direkten Anwendung von Teebaumöl sind:
- Schmerzlinderung
- Desinfizierende Wirkung
- Beschleunigung des Heilungsprozesses

Aromatherapie

Die Aromatherapie ist ein besonderer Zweig der Pflanzenheilkunde. Hier werden ätherische Öle als Heilmittel verwendet. Die Aromatherapie arbeitet mit »flüchtigen« Ölen, die nach kurzer Zeit ihre Wirkung verlieren. Hieraus ergeben sich zwei Folgerungen:
- Das Öl in Aromalampen muß häufig erneuert werden.
- Bei Bädern darf das Öl erst kurz vor dem Bad zugesetzt werden.

Balsam für Körper und Seele

Viele Menschen setzen inzwischen auf ganzheitliche Heilmethoden, statt sich lediglich auf die Behandlung körperlicher Symptome zu beschränken. Die Aromatherapie ist ein gutes Beispiel hierfür, denn sie wirkt wohltuend auf Körper und Seele.

Das Heilen mit Düften ist eine sanfte, ganzheitliche Methode, die auf Körper und Seele einwirkt. Das wußten schon die alten Heilkundigen. Sehr früh in der Menschheitsgeschichte wurden Düfte zur Vorbeugung gegen Krankheiten und als psychische Anregung benutzt. In der modernen Aromatherapie setzt sich diese Tradition fort.

Die ätherischen Öle oder Essenzen, wie sie auch genannt werden, wirken harmonisierend, d.h., sie helfen dem Organismus, aus einem unausgeglichenen, verkrampften, krank machenden Zustand zum idealen Gleichgewicht zurückzufinden. Diese Harmonie zeigt sich in Gesundheit und Wohlbefinden. Psyche und Physis (Körper) finden zu ihrem natürlichen Gleichgewicht zurück. Manche Probleme, die Ihnen unlösbar erschienen, zeigen sich nun in einem anderen Licht – Sie gewinnen wieder Tatkraft.

Ideal für die Selbstbehandlung

Mit Aromen kann man sich wunderbar selber behandeln. Dafür gibt es verschiedene Möglichkeiten. Ätherische Öle werden in folgenden Formen angeboten:

- Badezusatz
- Massageöl
- Öl für Inhalationen oder Kompressen
- Öl zum Versprühen oder für die Duftlampe

Über die Nase direkt ins Gehirn

Die Essenzen werden sehr leicht von der Haut und der Schleimhaut aufgenommen und gelangen so in den Kreislauf, regen die Durchblutung und die Selbstheilungskräfte des Körpers an. Düfte wirken direkt auf die seelische Verfassung, denn das Riechzentrum ist eng mit dem Gehirnteil verbunden, der für die Gefühle zuständig ist.

Der wissenschaftliche Nachweis steht

Das Deutsche Arzneimittelbuch (DAB) verzeichnet eine Reihe von ätherischen Ölen, deren Heilkraft medizinisch und wissenschaftlich nachgewiesen ist. Diese gesicherte Heilwirkung ist allerdings nur dann gewährleistet, wenn Sie völlig reine ätherische Öle verwenden, die naturbelassen und frei von jeglichen Zusätzen sind.

Richtiger Umgang mit der Duftlampe

Mittlerweile kennen viele Menschen die heilsame Kraft der ätherischen Öle. In vielen Haushalten gibt es bereits eine Duftlampe, mit deren Hilfe man sich je nach Bedürfnis heilt, entspannt, fröhlich macht oder einen Zustand innerer Versenkung sucht. Diese Duft- oder Aromalampen bestehen aus einer Wasserschale, in der das Wasser mit dem ätherischen Öl verdunstet. Ein Teelicht unter der Schale sorgt für die Erhitzung. Die Flüssigkeit sollte allerdings nicht zum Kochen kommen, weil dann die ätherischen Öle zerstört werden.

Teebaumöl für die Duftlampe

Ein ätherisches Öl wird seit Jahrhunderten von den Aborigines in Australien als Heilmittel verwendet: das Teebaumöl. Dieses Aromaöl hat die wohl vielfältigsten Anwendungseigenschaften.

Was sind ätherische Öle?

Unter diesem Begriff versteht man Essenzen – also Auszüge – aus pflanzlichem Material. Diese werden in der Regel mit Hilfe von Dampf destilliert. Ätherische Öle können mit Pflanzenöl oder mit Alkohol vermischt werden. Aber auch die Verdampfung mit heißem Wasser ist wirksam (Inhalation, Aromalampe).

Hochwertige ätherische Öle haben nicht nur eine anregende, harmonisierende und verjüngende Wirkung auf die Haut, sondern auch auf den gesamten Organismus. Aus diesem Grund nimmt das Teebaumöl in der Aromatherapie einen der vordersten Plätze ein.

Anleitung: Geben Sie einige Tropfen Teebaumöl in eine Duftlampe, in den Luftbefeuchter oder in ein Schälchen mit heißem Wasser.

Einfach nur ein angenehmes Raumparfüm? Eine Duftlampe mit dem richtigen ätherischen Öl kann wesentlich mehr: Ihre aromatischen Dämpfe wirken entspannend auf Organismus und Psyche und bieten zusätzlich einen wirksamen Schutz gegen Insekten!

Aromatherapie mit Teebaumöl

Die wichtigsten Heilwirkungen einer Aromatherapie mit Teebaumöl sind:

- Desinfizierung von Krankenzimmern
- »Frische Luft« in Ihrer Wohnung
- Schutz vor lästigen Insekten, Fliegen, Mücken usw.
- Steigerung des körperlichen und seelischen Wohlbefindens

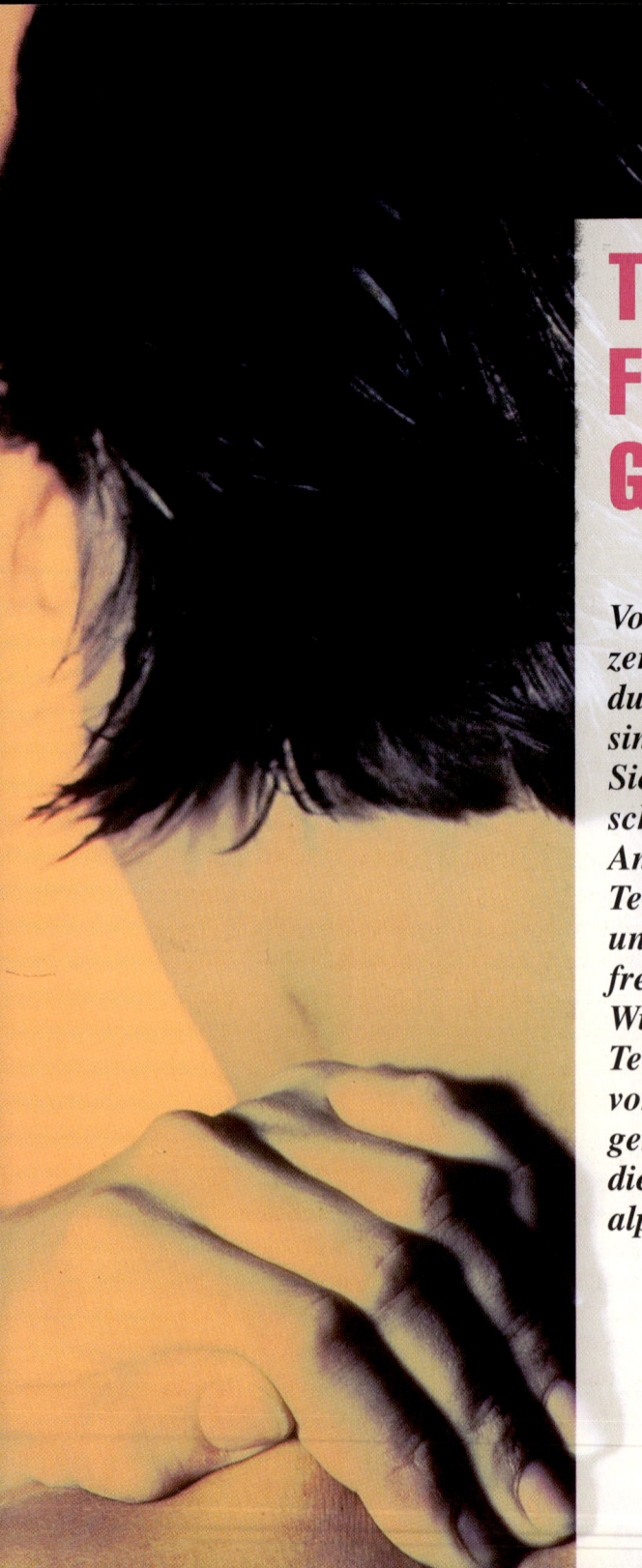

TEEBAUMÖL FÜR IHRE GESUNDHEIT

Von Abszeß bis Zahnschmerzen – die möglichen Anwendungsgebiete von Teebaumöl sind weit gefächert. Bevor Sie zu schweren »chemischen Keulen«, den Antibiotika, greifen, bietet Teebaumöl eine natürliche und völlig nebenwirkungsfreie Alternative.
Wie Sie mit dem ätherischen Teebaumöl Erkrankungen vorbeugen und gegen sie angehen, das erfahren Sie in diesem Kapitel – alphabetisch geordnet.

Mit Teebaumöl heilen

Die zwei wichtigsten Anwendungsgebiete von Teebaumöl sind:
- Hauterkrankungen, weil das Öl lindernd und desinfizierend bis in die unteren Hautschichten vorzudringen vermag
- Infektionen, weil das Öl gegen Viren und Bakterien wirkt, den Schleim löst und vermehrtes Schwitzen auslösen kann, was besonders bei Erkältungskrankheiten wichtig ist

Vorbeugung gegen Erkrankungen

Teebaumöl kann auch vorbeugend zur Stärkung der körpereigenen Abwehrkräfte eingesetzt werden. Ist das Immunsystem gestört oder geschwächt, wird es anfälliger gegen Viren, Bakterien oder Pilze. Teebaumöl ist ein wertvolles Mittel, das den Körper beim Widerstand gegen Infektionen wirksam unterstützen kann.
- Es wirkt direkt auf die den Körper angreifenden Mikroorganismen.
- Es stimuliert und verbessert die Tätigkeit der Hautzellen.
- Es stärkt das Immunsystem insgesamt.

Vor chirurgischen Eingriffen oder bei langwierigen Erkrankungen ist Teebaumöl ein gutes Stärkungsmittel für den ganzen Organismus.

Lieber Vorbeugung als Therapie! Anstatt sich immer wieder wegen gesundheitlicher Probleme in ärztliche Behandlung begeben zu müssen, sollten Sie die Selbstheilungskräfte Ihres Körpers aktivieren, indem Sie Ihr Immunsystem stärken.

Teebaumöl zur Vorbeugung

- Geben Sie acht bis zehn Tropfen reines Teebaumöl ins warme Badewasser.
- Massieren Sie einmal wöchentlich Ihren ganzen Körper mit einem Massageöl oder einer Mischung aus Oliven-, Mandel- oder Avocadoöl (aus der Apotheke), dem Sie reines Teebaumöl zugesetzt haben. Das Mischungsverhältnis sollte 20 Tropfen Teebaumöl auf 100 Milliliter Massageöl betragen.
- Lassen Sie Teebaumöl in Ihren Wohnräumen verdunsten (Duftlampe, Luftbefeuchter oder einfach ein paar Tropfen Teebaumöl in ein Schälchen mit kochendem Wasser geben).

Abszesse und Furunkel

Vor allem Frauen leiden oft unter den Folgen hormoneller Umstellungen. Diese schwächen den Körper – die Folge können vielfältige Hauterkrankungen sein, von denen Furunkel am unangenehmsten sind.

Ein Abszeß ist eine eitrige Entzündung, die durch das Eindringen von Eitererregern – den sogenannten Staphylokokken – in die Haut hervorgerufen wird. Meistens entsteht zuerst ein etwa streichholzkopfgroßer rötlicher Fleck, der innerhalb eines Tages anzuschwellen und zu schmerzen beginnt. In der Mitte dieses Flecks bildet sich dann eine kleine Eiterpustel. Bei kleineren Abszessen bricht die Eiterpustel nach einigen Tagen auf; bei größeren kann es auch dazu kommen, daß sich der Eiter tief im Gewebe ausbreitet.

Furunkel und Karbunkel

Ist ein Haarbalg eitrig infiziert, nennt man dies einen Furunkel. Bilden sich mehrere Furunkel dicht beieinander und kommt es zu größeren Schwellungen, spricht man von Karbunkeln.

Furunkel treten zumeist an behaarten oder durch Reibung besonders beanspruchten Körperstellen auf:

- Unter den Achselhöhlen
- Im Nacken
- In den Nasenhöhlen
- Zwischen den Beinen
- In der Gesäßfalte

Unbehandelt brauchen Furunkel etwa eine Woche, bis sie aufgehen und der Eiter ausfließt. Manchmal sind sie jedoch langlebiger, so daß mehrere Wochen bis zu ihrer Abheilung vergehen können.

Abszesse – Symptome einer Hormonstörung

Abszesse und Furunkel treten häufig auf, wenn der Körper ohnehin schon durch Krankheiten geschwächt ist. Sehr oft leiden Menschen an diesen Hauterkrankungen, die hormonelle Umstellungen durchmachen, beispielsweise durch Pubertät, Schwangerschaft oder Wechseljahre, aber auch durch die Einnahme von Hormonpräparaten.

Abszesse und Furunkel sollten nur dann vom Arzt geöffnet werden, wenn andere Heilmethoden versagen. Durch einen solchen Eingriff kommt es leicht auch zu einer Ausbreitung der Infektion.

Die Abwehrkräfte stärken

Grundsätzlich sollte man keinen Abszeß, Furunkel oder Karbunkel aufschneiden, um den Eiter zu entfernen. Zwar hat dies früher die Schulmedizin geraten, doch weiß man inzwischen, daß sich durch das Aufschneiden die Infektion noch weiter ausbreiten kann. Dieses Verfahren wird heute nur noch in Ausnahmefällen angewendet.

Statt dessen empfiehlt man heute dem Patienten Ruhe, damit sich die natürlichen Abwehrkräfte des Körpers regenerieren und den Furunkel selbst abstoßen können. Oder es werden heiße Umschläge verordnet, die den Reifeprozeß des Furunkels beschleunigen. Antiseptische Cremes und ähnliche Substanzen sollten möglichst nicht aufgetragen werden, weil diese in den meisten Fällen nicht durch die Hautoberfläche zum eigentlichen Entzündungsherd durchdringen können.

Mit Teebaumöl gegen kleinere Furunkel

Bei größeren Infektionen empfiehlt es sich in jedem Fall, einen Arzt aufzusuchen. Dagegen können kleinere Infektionen leicht mit Hilfe von Teebaumöl behandelt werden.

● Geben Sie einfach etwas Öl auf einen Wattebausch, und betupfen Sie damit mehrmals täglich die Infektionsstelle.

● Das Öl durchdringt die Hautoberfläche und kann so bis zum Infektionsherd vorstoßen.

● Dort setzt dann seine antibiotische Wirkung ein. Außerdem besitzt Teebaumöl auch die Eigenschaft, den Eiter zu zersetzen.

Hygiene bei einem offenen Furunkel

Ist ein Furunkel einmal aufgebrochen, sollten Sie unbedingt darauf achten, daß die Infektion sich nicht auf andere Körperstellen ausbreitet. Vermeiden Sie außerdem, daß sie sich auf andere Familienmitglieder überträgt. Das bedeutet:

● Der geplatzte Furunkel muß regelmäßig mit einem Antiseptikum ausgewaschen werden.

● Alle Kleidungsstücke, Bettwäsche, Handtücher usw. müssen regelmäßig und separat gewaschen werden.

● Zu empfehlen ist ein Badewasserzusatz mit Teebaumöl, damit alle Keime abgetötet werden.

Wenn ein Furunkel aufbricht, kann es zu bösartigen Infektionen anderer Hautpartien kommen. Warten Sie deshalb nicht zu lange, sondern behandeln Sie die betroffene Stelle von Anfang an z. B. mit Teebaumölkompressen.

Abszesse und Furunkel: Behandlung mit Teebaumöl

Vollbad

Geben Sie acht bis zehn Tropfen reines Teebaumöl ins Badewasser.

Kompressen

- Wringen Sie einen Waschlappen in warmem Wasser aus, beträufeln Sie diesen mit einigen Tropfen Teebaumöl, und umwickeln Sie die betroffene Stelle.
- Falls die Stelle sehr stark schmerzt, tränken Sie eine Mullbinde mit einigen Tropfen Teebaumöl, und umwickeln Sie die Stelle damit. Etwa zwölf Stunden lang einwirken lassen.
- Eine weitere Möglichkeit ist es (wenn Furunkel oder Abszesse bereits sehr stark angewachsen sind), eine warme Packung aufzulegen: Vermischen Sie Heilerde (aus der Apotheke) mit einigen Tropfen reinem Teebaumöl, und tragen Sie diese Mischung auf die betroffene Stelle auf. Eine halbe Stunde einwirken lassen, dann mit warmem Wasser abspülen.
- Warten Sie nicht, bis ein Furunkel oder Abszeß aufbricht. Beginnen Sie mit der Behandlung gleich beim Auftreten der Beschwerden, indem Sie reines Teebaumöl mit einem Wattetupfer auf die betroffenen Stellen auftragen. Wiederholen Sie diese Behandlung zwei- bis dreimal täglich.

Weitere Maßnahmen

- Verzichten Sie weitgehend auf Alkohol, Kaffee und Nikotin.
- Trinken Sie reichlich Mineralwasser und/oder Kräutertees.

Unausgewogene Ernährung kann mit die Ursache für Akne sein. Aber auch Veranlagung ist ein wesentlicher Faktor für diese mitunter sehr schmerzhafte Hauterkrankung. Rückt man ihr mit aggressiven Mitteln zu Leibe, kann es zu Hautschädigungen kommen.

Akne

Akne ist eine Entzündung der Talgdrüsen, die in Form von Knötchen oder Knoten mit Neigung zur Vereiterung auftritt. Akne ist am häufigsten im Gesicht, auf der Brust und am Rücken zu finden.

Akne entsteht durch eine Verstopfung der Talgdrüsen. Die Ursache hierfür ist ein Zusammenwirken von genetischer Veranlagung, hormonellen Einflüssen, Verhornungsstörungen der Haut, gesteigerter Talgproduktion und der Besiedelung mit bestimmten Bakterien.

Akne – manchmal auch chronisch

Häufig tritt die Akne bei Jugendlichen zwischen dem 12. und 25. Lebensjahr auf und klingt von allein wieder ab. Es gibt aber auch zahlreiche Fälle, bei denen Akne chronisch wird.

Mit Teebaumöl gegen Akne

Eine große Zahl von kosmetischen und medizinischen Mitteln zur Behandlung von Akne ist zur Zeit auf dem Markt. Viele davon helfen aufgrund ihrer antiseptischen Eigenschaften, zumindest die Ausbreitung der Entzündung zu verhindern. Einige jedoch wirken stark ätzend, vor allem die auf Superoxid basierenden Reinigungsmittel. Ihr regelmäßiger Einsatz in größeren Mengen kann auch die gesunde Haut angreifen.

Hier nun können sich die Vorteile des Teebaumöls wirksam entfalten, denn es ist einerseits ein kräftiges Antiseptikum, andererseits wirkt es aber so sanft, daß es der feinen Gesichtshaut keinen Schaden zufügt. Da Teebaumöl auch in tiefere Hautschichten einzudringen vermag, kann es sogar die Pickelherde unter der Hautoberfläche auflösen.

Akne – eine Diagnose, mit der für viele Jugendliche eine oft langwierige Suche nach dem richtigen Gegenmittel beginnt. Akne stellt nicht nur ein kosmetisches Problem dar, sondern kann auch sehr schmerzhaft sein und mitunter chronisch verlaufen.

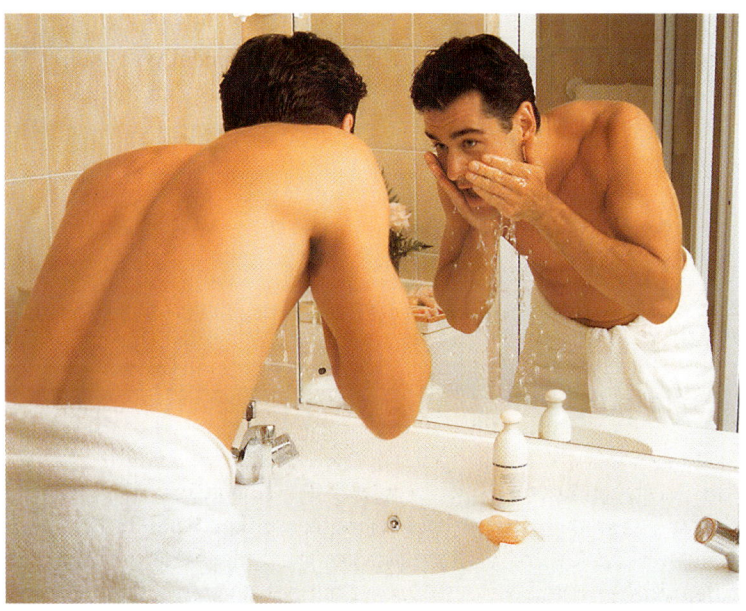

Teebaumöl bietet eine Vielzahl von Möglichkeiten, um die Gesichtshaut zu pflegen. Sie können mit Cremes, Lotionen, Waschungen und Kompressen gesunde Haut schön erhalten und kranke Haut erfolgreich behandeln.

95

Akne: Behandlung mit Teebaumöl

Waschung

Geben Sie drei bis vier Tropfen reines Teebaumöl in warmes Wasser, und waschen Sie Ihr Gesicht damit.

Direkte Anwendung

Tragen Sie nach der Gesichtsreinigung einige Tropfen Teebaumöl auf die betroffenen Stellen auf. Einige Tage lang drei- bis viermal täglich wiederholen.

Gesichtswasser

Vermischen Sie 100 Milliliter destilliertes Wasser mit 25 Tropfen Teebaumöl. In eine dunkle Flasche abfüllen und vor Gebrauch gut schütteln. Das Gesicht und andere betroffene Stellen morgens und abends sanft mit dem Gesichtswasser abtupfen.

Creme

Geben Sie einige Tropfen reines Teebaumöl in Ihre Gesichtscreme (Mischungsverhältnis: vier Tropfen reines Teebaumöl auf einen Teelöffel Creme).

Dampfbad

Nehmen Sie drei- bis viermal wöchentlich ein Gesichtsdampfbad, dem Sie drei bis vier Tropfen Teebaumöl zusetzen.

Salbe

Verwenden Sie zur Gesichtspflege Teebaumölsalbe.

Weitere Maßnahmen

- Reinigen Sie das Gesicht regelmäßig gründlich. Absolute Sauberkeit verhindert die Ausbreitung von Akne.
- Verwenden Sie zum Waschen eine unparfümierte, pH-neutrale Seife oder eine Teebaumölseife.
- Bewährt hat sich auch die tägliche Bürstenmassage, die den Kreislauf und die Durchblutung anregt.
- Zur Entgiftung des Körpers sollten Sie täglich Brennesseltee (aus der Apotheke) trinken – mindestens einen Liter.
- Wichtig ist eine Ernährungsumstellung: Verzichten Sie weitestgehend auf Fleisch, Eier, Süßigkeiten, Alkohol und Nikotin.
- Achten Sie auf einen regelmäßigen Stuhlgang, um so die Abfallprodukte des Organismus abzustoßen.

Wenn Sie unter Akne leiden, sollten Sie vermehrt auf Hygiene achten. Um eine sich ständig wiederholende Selbstinfektion zu vermeiden, ist es sehr wichtig, Handtuch und Waschlappen häufig zu wechseln.

Allergien

Allergien sind Überempfindlichkeiten gegen bestimmte Substanzen, die auf die Haut gelangen, eingeatmet oder über die Nahrung aufgenommen werden. Diese Substanzen (Allergene) sind die allergieauslösenden Stoffe. Die meisten Menschen reagieren auf Allergene ohne Erkrankungen. Bei Allergikern kommt es dagegen zu überschießenden Reaktionen des Körpers mit unterschiedlichen Symptomen.

Desensibilisierungen sind recht erfolgreich

Die Schulmedizin empfiehlt bei allergischen Erkrankungen nach zahlreichen Allergietests häufig die sogenannte Desensibilisierung. Dazu werden regelmäßig Einspritzungen von speziell hergestellten Allergenextrakten in steigender Dosierung in die Haut eingebracht. Bei Pflanzenallergien (vor allem gegen Pollen) erzielt man damit recht gute Wirkungen.

Häufig kommt es aber vor, daß während oder nach der erfolgreichen Desensibilisierung ein Allergenwechsel eintritt, d. h., die Erscheinungen kehren zurück, der Patient ist erneut allergisch geworden.

Steigen Ihnen Tränen in die Augen, wenn Sie ein Kätzchen streicheln? Dann geht es Ihnen wie vielen Menschen, die unter einer Allergie zu leiden haben. Eine Behandlung mit Teebaumöl ist besonders schonend und könnte Sie vor einer medikamentösen Behandlung bewahren.

Allergien: Behandlung mit Teebaumöl

Vollbad
Setzen Sie dem warmen Badewasser acht bis zehn Tropfen reines Teebaumöl zu.

Direkte Anwendung
Betupfen Sie täglich die betroffenen Hautstellen mit ein oder zwei Tropfen reinem Teebaumöl.

Salbe
Tragen Sie täglich Teebaumölsalbe auf.

Aromatherapie
Lassen Sie einige Tropfen reines Teebaumöl in Ihrem Zimmer verdampfen (Duftlampe, heißes Wasser).

Weitere Maßnahmen
Trinken Sie reichlich Brennesseltee (aus der Apotheke), pro Tag mindestens einen Liter.

Arthritis

Arthritis ist eine Gelenkentzündung. Oft wird sie auch als Gelenkrheuma bezeichnet. Sie entsteht bei Infektionen, bei Rheumaerkrankungen und bei Gicht. Sie kann akut oder chronisch verlaufen und ein Gelenk (Monoarthritis), mehrere (Oligoarthritis) oder viele Gelenke (Polyarthritis) betreffen.

Überschuß an Harnsäure

Arthritische Erkrankungen sind immer ein Zeichen dafür, daß der Körper nicht imstande ist, die natürlicherweise anfallenden Giftstoffe ausreichend zu beseitigen. Bei der Gicht entsteht ein Überschuß an Harnsäure, die sich in Kristallen in den Gelenken ablagert.

Die rheumatisch bedingte Arthritis kann im Grunde alle Altersgruppen betreffen. Die Osteoarthritis, die überwiegend die Knochen betrifft, kommt dagegen hauptsächlich bei älteren Menschen vor.

Ursachen der Arthritis sind:
- Streß und emotionale Konflikte
- Infektionen
- Bewegungsmangel
- Unausgewogene Ernährung

Symptome der Arthritis

Eine akute Arthritis zeichnet sich am Anfang zum Teil durch plötzliches hohes Fieber mit Schüttelfrostanfällen und starken Gelenkschmerzen aus. Hinzu kommt eine Rötung der erkrankten Gelenke, während die Haut blaß wird. Auch schwellen die erkrankten Gelenke sichtbar an. Bei Fortschreiten der Krankheit steigern sich die Schmerzen ins fast Unerträgliche. Weitere Folgen der Arthritis sind:
- Appetitlosigkeit
- Verdauungsstörungen und Durchfall
- Herzklappenfehler
- Nierenentzündungen

Um zu verhindern, daß aus einer akuten eine chronische Arthritis wird, sollten Sie bei Erkrankung unbedingt sofort einen Arzt zu Rate ziehen!

Achten Sie auf erste Anzeichen

Die chronische Arthritis tritt meistens so langsam auf, daß sie vielen Menschen erst mal gar nicht auffällt.

- Erstes Anzeichen ist oft ein taubes Gefühl in den Gelenken.
- Oder es macht sich ein brennendes Gefühl bemerkbar – ähnlich dem, wenn ein Arm oder ein Fuß eingeschlafen ist.
- Häufig treten diese ersten Anzeichen nach längeren Ruhephasen auf, also nach dem Aufstehen oder nach längerem Sitzen, etwa nach einer Autofahrt.

Arthritis beginnt am kleinen Finger …

Als erste werden häufig die kleineren Gelenke an den Fingern und Zehen, dann die Fuß- und Handgelenke befallen. Sie beginnen anzuschwellen, und ein permanenter, langsam stärker werdender Schmerz macht sich breit.

Dazwischen gibt es immer wieder Phasen, in denen man sich relativ schmerzfrei fühlt, doch dann setzen die Schmerzen erneut ein und sind dann meistens stärker als zuvor.

… und endet mit steifen Gelenken

Bei fortschreitender Krankheit kann es auch zu Deformationen von Gelenken und Fehlstellungen von Fingern oder Zehen kommen. Die Gelenke werden knotig und fühlen sich hart an.

Es kann zu Durchblutungsstörungen, Blutarmut und Entkalkung kommen. In der letzten Phase der Erkrankung beginnen die Gelenke sich zu versteifen.

Die chronische Arthritis schreitet in feuchten, kühlen Gegenden und bei naßkaltem Wetter rascher fort.

Arthritisch erkrankte Menschen sollten sich also möglichst in warmen, trockenen Räumen aufhalten und im Herbst und Frühjahr wenig ins Freie gehen.

Auch wenn Sie sich aufgrund einer Arthritis bereits in ärztlicher Behandlung befinden, kann eine zusätzliche Anwendung des Teebaumöls sehr nützlich sein. Es wirkt schmerzlindernd und sehr wohltuend auf Ihre entzündeten Gelenke.

Teebaumöl gegen Arthritis

Gegen die auftretenden Schmerzen bei allen Formen von Arthritis hilft Teebaumöl besonders gut, da es durch die Haut in die tiefer gelegenen Gewebe eindringt und außerdem analgetisch, also schmerzlindernd, wirkt.

Arthritis: Behandlung mit Teebaumöl

Vollbad

Geben Sie acht bis zehn Tropfen reines Teebaumöl in das warme Badewasser.

Massage

Vermischen Sie 50 Milliliter Oliven-, Mandel- oder Avocadoöl (aus der Apotheke) mit 30 Tropfen reinem Teebaumöl.

Zweimal täglich die schmerzenden Stellen mit dieser Mischung sanft einmassieren.

Kompressen

Um die Entzündung zu lindern, wenden Sie eine kalte Kompresse an.

Wringen Sie dazu ein kleines Handtuch oder einen Waschlappen in kaltem Wasser aus. Dann mit einigen Tropfen Teebaumöl beträufeln und auf die schmerzende Stelle legen.

Packung

Noch wirksamer als Kompressen ist Heilerde mit Teebaumöl. Rühren Sie Heilerde (aus der Apotheke) mit Wasser an, dem Sie einige Tropfen Teebaumöl beigefügt haben.

Tragen Sie die Masse auf die schmerzenden Stellen auf, und lassen Sie die Packung mindestens eine halbe Stunde lang einwirken. Dann die Heilerde abwaschen.

Weitere Maßnahmen

- Bei psychisch bedingter Arthritis helfen oft Entspannungsübungen wie Yoga oder autogenes Training. Fast alle Volkshochschulen bieten entsprechende Kurse an.
- In schwerwiegenden Fällen sollten Sie das Gespräch mit einem Psychotherapeuten suchen.
- Sehr wichtig ist eine dauerhafte und in Ihren Alltag eingebundene Ernährungsumstellung.
- Oft wird die Erkrankung durch einen zu hohen Anteil an tierischem Eiweiß hervorgerufen.

Verzichten Sie deshalb weitestgehend auf Fleisch und Eier. Verwenden Sie statt dessen Vollkornprodukte und viel frisches Obst und Gemüse in Ihrer Küche.

Arthritis kann auch seelische Folgen haben, z.B. emotionale Spannungszustände. In diesem Fall kann autogenes Training sehr hilfreich sein. Auch wenn Sie damit noch keine Erfahrung haben – Entspannung läßt sich lernen!

Arthrose

Bei Arthrose handelt es sich um ein chronisch verlaufendes Gelenkleiden. Fieber oder stärkere Entzündungen treten meistens nicht auf. Durch Abnützung des Gelenkknorpels, Ausbildung von Knorpellücken, Wucherungen und Auswüchse innerhalb des Gelenkes kann es zu knarrenden und reibenden Geräuschen bei der Bewegung kommen, außerdem zur Herabsetzung der Gelenkbeweglichkeit und zu Verunstaltungen an Händen, Füßen und Knien.

Ursachen der Arthrose

Die Ursachen sind neben einer Gelenküberlastung durch Schwerarbeit oder Übergewicht auch Gelenkfehlstellungen und Stoffwechselstörungen. Eine Arthrose kann auch Folge einer akuten oder chronischen Gelenkentzündung sein. Arthrose kann nicht völlig geheilt werden, aber mit Teebaumöl können Sie die Beschwerden lindern.

Arthrose ist zwar nicht mit Entzündungen verbunden, Knorpelverschleiß und Wucherungen an den Gelenken können aber trotzdem sehr schmerzhaft verlaufen. Zusätzlich zu einer ärztlichen Behandlung können Sie mit Teebaumöl die Schmerzen deutlich lindern.

Arthrose: Behandlung mit Teebaumöl

Vollbad

Setzen Sie dem warmen Badewasser acht bis zehn Tropfen reines Teebaumöl zu.

Massage

Massieren Sie sanft die schmerzenden Glieder mit einem Massageöl, das Sie folgendermaßen herstellen: Geben Sie 5 Milliliter reines Teebaumöl unter 50 Milliliter Oliven-, Mandel- oder Avocadoöl (aus der Apotheke). In eine dunkle Flasche abfüllen und vor Gebrauch gut schütteln.

Weitere Maßnahmen

- Oft ist eine Ernährungsumstellung hilfreich, um das Fortschreiten der Arthrose zu verhindern oder zumindest zu verlangsamen. Ihr Speisezettel sollte deshalb reichlich Vollkornprodukte und frisches Obst und Gemüse enthalten.
- Auch die Körperpflege ist wichtig, um den Kreislauf anzuregen. Regelmäßiges Trockenbürsten und Wechselduschen führen zu einer verbesserten Durchblutung.

Asthma (Asthma bronchiale)

Der Mensch benötigt nichts so sehr wie Luft zum Atmen. Deshalb bedeutet es eine besondere Qual, wenn genau hier Probleme auftreten, wie es bei asthmatischen Erkrankungen der Fall ist. Auch hier bringt Teebaumöl Linderung.

Asthma ist ein wirklich qualvolles Leiden. Man versteht darunter eine periodisch auftretende Atemnot. Häufig ist Asthma erblich bedingt. Auslösende Ursachen sind:

- Erkältungen, Katarrhe der Luftröhre und der Bronchien
- Chronische Fuß- und Handkälte
- Heuschnupfen oder andere Allergien

Bronchialasthma zeigt sich in Form von Atemnot, die von starken Geräuschen der Lunge und Atemwege begleitet ist. Der Asthmatiker kann dabei blau anlaufen. Begleiterscheinungen sind starke Schweißausbrüche und Husten mit Schleimauswurf. Wegen der Atemnot stellt sich häufig auch Angst ein.

Asthma: Behandlung mit Teebaumöl

Direkte Anwendung

Verreiben Sie vor dem Schlafengehen einige Tropfen reines Teebaumöl auf der Brust.

Dampfbäder

Geben Sie fünf Tropfen reines Teebaumöl in eine Schüssel mit dampfend heißem Wasser, und nehmen Sie für fünf bis zehn Minuten ein Kopfdampfbad. Halten Sie dabei die Augen geschlossen, damit es nicht zu Augenreizungen kommt.

Aromatherapie

Verdampfen Sie in der Wohnung einige Tropfen reines Teebaumöl (Duftlampe, Luftbefeuchter der Heizung oder in kochendem Wasser). Oder geben Sie einige Tropfen Teebaumöl auf Ihr Kopfkissen. Auch ein mit etwas Teebaumöl beträufeltes Taschentuch kann tagsüber helfen, die Atemnot zu lindern.

Weitere Maßnahmen

- Bei asthmatischen Erkrankungen tritt gelegentlich auch Verstopfung auf. Deshalb ist es wichtig, auf einen regelmäßigen Stuhlgang zu achten.
- Zur Abhärtung und Stärkung des Immunsystems empfehlen sich Trockenbürsten und Wechselduschen.

Bläschenausschlag (Herpes)

Unter dem Begriff »Herpes« faßt man eine Gruppe von Viruserkrankungen zusammen. Zu den bekanntesten Arten von Herpes gehören:

- Fieber- bzw. Lippenbläschen (Herpes simplex, Herpes labialis)
- Bläschenausschlag an den Geschlechtsorganen (Herpes genitalis)
- Gürtelrose (Herpes zoster)

Lippen- und Genitalherpes werden ausschließlich durch Berührung (beim Sexualkontakt) oder durch Tröpfcheninfektion (Husten, Niesen) übertragen.

Wird ein Kind im Alter von bis zu fünf Jahren vom Herpesvirus befallen, so ist es möglich, daß es dieses sein Leben lang nicht mehr los wird. Bei Infektionen brechen dann immer wieder Fieberbläschen hervor.

Fieberbläschen (Herpes simplex, Herpes labialis)

Hierbei handelt es sich um entzündete, bläschenartige Wundstellen, zumeist im Bereich der Lippen oder im Gesicht, die etwa eine Woche lang andauern. Sie können recht schmerzhaft sein. Auch nachdem sie bereits verschorft sind, werden durch Berührung (beispielsweise beim Abtrocknen des Gesichts mit dem Handtuch) neue Schmerzen und häufig auch Blutungen hervorgerufen.

Ursachen und Übertragung von Herpes

Es gibt Menschen, die besonders anfällig für Fieberbläschen sind, vor allem wenn sie unter Streß leiden. Aber auch Infektionen (z. B. Grippe), starke Sonneneinstrahlung, Zugluft und die Einnahme von Medikamenten können diese Art von Herpes aufblühen lassen.
Interessant ist, daß diese Viruserkrankung meistens in den ersten fünf Lebensjahren übertragen wird. Die Hälfte aller befallenen Menschen trägt dann das Virus lebenslänglich mit sich.

Ansteckungsgefahr bei Fieberbläschen

Fieberbläschen sind hoch infektiös. Das bedeutet, daß sie sich über den eigenen Körper ausbreiten, aber auch andere Menschen anstecken können.
Auf Antibiotika reagieren Fieberbläschen nicht. Auch die meisten Antiseptika sind zu scharf und reizen die Haut nur noch mehr. Andererseits ist eine medikamentöse Behandlung meistens nicht erforderlich, da die Bläschen auftreten und nach einiger Zeit wieder gehen.

Hausmittel gegen Fieberbläschen

Meistens genügt eine Zinkpaste, damit die Bläschen rascher eintrocknen. Auch etwa reiner Alkohol oder der regelmäßige Auftrag von etwas Zahnpasta führt zu diesem Ergebnis.

Fieberbläschen können unvermittelt auftreten und klingen innerhalb weniger Tage wieder ab. Bei der Behandlung mit antiseptischen Mitteln wie dem Teebaumöl trocknet der Herpes allerdings schneller aus. Sie können aber auch Teebaumöl verwenden und die Bläschen sacht damit betupfen. Aufgrund seiner starken antiseptischen Wirkung trocknet es den Infektionsherd rasch aus und hindert ihn an seiner Ausbreitung. Die Wirkung ist um so besser, je eher Sie das Teebaumöl nach Auftreten der Fieberbläschen anwenden. Der Juckreiz läßt rasch nach, und die Bläschen verschwinden schnell wieder.

Fieberbläschen: Behandlung mit Teebaumöl

- Zweimal täglich einige Tropfen reines Teebaumöl mit einem Wattestäbchen auf die entzündeten Hautstellen auftragen.
- Mischen Sie sechs Tropfen reines Teebaumöl mit einem Teelöffel 50prozentigen Alkohols (aus der Apotheke), und tragen Sie die Mischung auf die betroffenen Stellen auf. Mehrmals täglich wiederholen, bis die Symptome abgeklungen sind.

Bläschenausschlag an den Geschlechtsorganen (Herpes genitalis)

Noch unangenehmer als die Fieberbläschen am Mund oder im Gesicht ist die Bläschenbildung an den Geschlechtsorganen. Die häufigsten Symptome sind:

- Hautrötung an den Geschlechtsorganen und starker Juckreiz
- Bildung von kleinen, ziemlich schmerzhaften Bläschen

Die Erkrankung kann bis zu drei Wochen dauern und sich danach immer wieder einstellen.

Die auslösenden Faktoren sind vor allem Streß, Infektionsherde im Körper und die Ansteckung beim Geschlechtsverkehr. Genitaler Herpes ist stark ansteckend. Frauen haben unter dieser Herpesform doppelt zu leiden:

- Bei Frauen sind die Anfälle heftiger.
- Schwangere können ihre Kinder mit Herpes infizieren.

Antibiotika helfen nicht gegen genitalen Herpes

Verursacht wird die Infektion durch das Virus Herpes simplex II. Der erste Ausbruch ist meist der schlimmste. Wiederholte Erkrankungen verlaufen meistens sehr viel leichter. Sie dauern oft nur wenige Tage. Wie die Fieberbläschen spricht auch genitaler Herpes nicht auf Antibiotika an. Sie können aber Schmerzen und Juckreiz lindern.

Teebaumöl beschleunigt die Heilung und verhindert die Bildung neuer Bläschen. Dies ist nicht zuletzt der Milde des Teebaumöls zu verdanken. Teebaumöl ist eines der wenigen Mittel, die auf die außerordentlich reizempfindliche Haut der Geschlechtsorgane aufgetragen werden können, ohne daß brennende Schmerzen verursacht werden. Wer gegen reines Teebaumöl empfindlich ist, sollte es nur im Badewasser oder als Genitalspülung anwenden.

Mit Herpes im Genitalbereich ist nicht zu spaßen. Einmal von diesem Virus befallen, leiden besonders Frauen unter den schmerzhaften und juckenden Bläschen. Ein Sitzbad mit Teebaumöl kann hier Linderung verschaffen.

Genitaler Herpes: Behandlung mit Teebaumöl

Vollbad

Geben Sie acht bis zehn Tropfen reines Teebaumöl ins warme Badewasser.

Spülung

Vermischen Sie 30 Tropfen Teebaumöl mit einem Liter warmem Wasser. Spülen Sie damit den Genitalbereich.

Lotion

Vermischen Sie fünf Tropfen reines Teebaumöl mit einem Eßlöffel Oliven-, Mandel- oder Avocadoöl, und tragen Sie diese Mischung direkt auf die betroffenen Stellen auf.

Weitere Maßnahmen

Auch der Sexualpartner sollte sich einer Behandlung unterziehen, um eine Wiederansteckung zu vermeiden. Vermeiden Sie während mindestens einer Woche Sexualkontakte. Nehmen Sie viel Vitamin C zu sich.

Wichtig

Obwohl es normal ist, daß nach der Behandlung mit Teebaumöl eine zeitweilige Wärmeempfindung im Genitalbereich auftritt, sollte die Behandlung abgebrochen werden, sobald Hautreizungen oder brennende Schmerzen auftreten.

Gürtelrose (Herpes zoster)

Gürtelrose ist sehr schmerzhaft, denn der akute Bläschenausschlag, der sich meistens über Brust- und Rückengegend hinzieht, ist von Brennen, Jucken und neuralgischen Schmerzen begleitet. Die Gürtelrose tritt meistens einseitig auf und folgt dem Verlauf bestimmter Hautnerven.

Von kleinen Bläschen zur Nervenentzündung

Heilung von Gürtelrose, indem Sie mit den Bläschen sprechen? Falls Sie von den Heilerfolgen solcher Behandlungsmethoden nicht überzeugt sind, sollten Sie vielleicht virentötende Mittel wie Teebaumöl verwenden.

Die Gürtelrose beginnt meistens mit Schmerzen in einem Hautbereich, auf dem dann Bläschen mit heller bis gelblicher Flüssigkeit entstehen.

Die befallenen Hautstellen röten sich und schwellen an. Die so befallenen Hautstellen werden äußerst berührungsempfindlich, es kann auch zu Nervenschmerzen kommen. Als Nebeneffekte können Schweißausbrüche und Fieber auftreten.

Die Gürtelrose setzt sich am Brustkorb und im Lendenbereich fest, kann aber auch im Gesicht auftreten. Sie wird durch eine Nervenentzündung, durch das Zostervirus verursacht.

Besprechen oder Teebaumöl?

Eine Gürtelrose sollte in jedem Fall ärztlich behandelt werden. Gegenwärtig kann man allerdings nur nebenwirkungsreiche Antivirusmedikamente und Schmerzmittel zu verordnen.

Viele Patienten (und manche Ärzte) schwören auf das sogenannte Besprechen, das tatsächlich gerade bei dieser Erkrankung erstaunliche Heilerfolge erzielen kann.

Eine Gürtelrose im Anfangsstadium kann verkürzt werden, indem man ein virentötendes Mittel auf die betroffenen Hautstellen aufträgt. Teebaumöl zeigt keine negativen Nebenwirkungen und kann deshalb auch im Fall einer Gürtelrose verwendet werden.

Teebaumöl verkürzt die Leidenszeit

Die betroffenen Hautstellen sind sehr empfindlich und sollten vorsichtig mit einer verdünnten Teebaumöllösung betupft werden. Besonders im Anfangsstadium kann diese Erkrankung dank der antiviralen und antiseptischen Wirkung des Teebaumöls eingedämmt und ihre Dauer spürbar verkürzt werden.

Gürtelrose: Behandlung mit Teebaumöl

● Tragen Sie zusätzlich zur ärztlich verordneten Behandlung eine Mischung von Teebaumöl mit einem leichten Öl – z. B. Mandel- oder Weizenkeimöl (aus der Apotheke) – vorsichtig auf die Haut auf. Vorher sollten Sie das Öl im Wasserbad leicht anwärmen.

● Tragen Sie nachts zusätzlich etwas Teebaumölsalbe auf.

● Sie können auch einen leichten Verband (Mullbinde o. ä.) anlegen, den Sie mit der Teebaumöllösung beträufeln. Der Verband sollte zwei- bis dreimal täglich gewechselt werden.

Blasenentzündung, Blasenkatarrh (Zystitis)

Bei einer Zystitis handelt es sich meistens um eine bakterielle Infektion der Blase. Diese wird hervorgerufen durch einen Krankheitserreger, der häufig aus dem Darm stammt und über die Harnröhre in die Blase gelangt.

Da die Harnröhre bei Frauen kürzer ist und ihr Ausgang näher am After liegt, leiden sie im allgemeinen häufiger unter Blasenentzündungen als Männer.

Alle 20 Minuten auf die Toilette? Das kann viele Gründe haben. Eine mögliche Ursache ist eine Blasenentzündung. Insbesondere Frauen leiden häufig unter dieser Infektion.

Symptome einer Blasenentzündung

Blasenentzündungen können sich durch vielerlei Symptome bemerkbar machen. Die häufigsten Symptome einer Zystitis sind:

● Es entstehen starke Schmerzen im Blasenbereich und Unterleib.

● Die Schmerzen können bis in die Lendengegend und die Oberschenkel ausstrahlen.

● Vor allem beim Wasserlassen – das im Krankheitsfall zu einem immer stärkeren Drang wird – machen sich Stiche bemerkbar.

● Der Harn riecht oft unangenehm (»fischig«), sieht trübe aus und kann Blutanteile enthalten.

● Bei schweren Fällen stellt sich auch Fieber ein.

● Die Beschwerden dauern gewöhnlich vier bis fünf Tage an und vergehen dann.

Natürliche Bekämpfung der Blasenentzündung

Bei Blasenentzündung empfiehlt sich unbedingt, einen Arzt aufzusuchen. Bei einer Verschleppung der Entzündung kann es zu schwerwiegenderen Gesundheitsproblemen kommen.

Zur natürlichen Bekämpfung der Blasenentzündung gehört unbedingt eine sofortige Umstellung der Trinkgewohnheiten: Verzichten Sie auf Kaffee und Alkohol. Statt dessen empfehlen sich Obstsäfte (aber keine Zitrussäfte), Milch oder ein spezieller Nieren-Blasen-Tee (aus der Apotheke oder dem Reformhaus). Bei stärkeren Entzündungen wird der Arzt Bettruhe anordnen, die Sie auch einhalten sollten. Gelegentlich werden auch Antibiotika verschrieben – vor allem in chronischen Fällen und bei wiederholtem Auftreten der Krankheit.

Tips bei Blasenentzündung:
Trinken Sie viel – mindestens drei Liter täglich. Tragen Sie keine zu enge Kleidung. Halten Sie den Unterleib warm, z.B. mit Leggins. Nehmen Sie reichlich Knoblauch zu sich.

Blasenentzündung: Behandlung mit Teebaumöl

Vollbad
Setzen Sie dem Badewasser acht bis zehn Tropfen reines Teebaumöl zu.

Sitzbad
Geben Sie einige Tropfen reines Teebaumöl in eine Schüssel mit warmem Wasser, und nehmen Sie ein Sitzbad.

Lotion
Geben Sie zehn Tropfen reines Teebaumöl in einen halben Liter abgekochtes Wasser. Die Mischung in eine Flasche abfüllen und vor jeder Anwendung gut durchschütteln. Betupfen Sie nach jedem Wasserlassen den Harnausgang damit.

Massage
Vermischen Sie Oliven-, Mandel- oder Avocadoöl mit Teebaumöl. Mischungsverhältnis: drei Tropfen reines Teebaumöl auf einen Teelöffel reines Pflanzenöl. Massieren Sie damit zweimal täglich Unterbauch und Rücken.

Weitere Maßnahmen
Zur Schmerzlinderung können Sie auch eine Wärmflasche oder eine heiße Packung auf die Blasengegend auflegen. Dabei haben sich besonders Heublumen- und Leinsamenpackungen bewährt (in der Apotheke erhältlich).

Erkältungskrankheiten

Der jährliche Frühjahrs- und Herbstschnupfen

Die meisten Erkältungskrankheiten entstehen durch Virusinfektionen. Es gibt etwa 30 verschiedene Virusarten, die dafür verantwortlich sein können. Besonders in der sogenannten Übergangszeit, also im Frühjahr und im Herbst, muß der Körper sich auf veränderte Außentemperaturen einstellen. Deshalb ist sein Abwehrsystem vorübergehend geschwächt, und die Viren können ihn leichter angreifen.

Oder Sommer- und Wintergrippe?

Aber auch zu trockene Luft während der Heizperiode im Winter kann Erkältungskrankheiten begünstigen. Ebenso kommt es im Sommer – beispielsweise durch Klimaanlagen oder durch den Einfluß von Zugluft, nachdem man geschwitzt hat – immer wieder zu Erkältungen.

Darüber hinaus können noch weitere Faktoren den Körper gegenüber diesen Erkrankungen anfällig machen – beispielsweise Überarbeitung, Streß, mangelnder Schlaf, eine unausgewogene Ernährung, zuviel Alkohol und Nikotin.

In leichten Fällen bekommt man lediglich etwas Husten und einen Schnupfen. Aber es gibt auch wesentlich heftigere Erscheinungsformen. Die leider nur zu wohlbekannten Symptome sind:

- Halsschmerzen
- Husten
- Schnupfen und Niesen
- Fieber und Gliederschmerzen
- Allgemeine Erschöpfung

Verstopfte Nase und Halsschmerzen sind Krankheitserscheinungen, die nicht nur im Winter auftreten können. Wenn Sie an heißen Tagen viel geschwitzt haben, können Sie sich auch durch Zugluft erkälten.

14 Tage oder zwei Wochen?

Erkältungskrankheiten sind die Leiden, die uns am häufigsten heimsuchen – und trotzdem können wir merkwürdigerweise gegen sie am wenigsten ausrichten. Es heißt im Volksmund, daß eine Erkältung unbehandelt 14 Tage und behandelt zwei Wochen braucht, um abzuklingen. Gewöhnlich handelt es sich nämlich um Virusinfektionen, die nicht auf Antibiotika ansprechen.

Hausmittel Teebaumöl

Nur ein Mittel bei einer starken Erkältung? Tatsächlich wirken Inhalationen mit Teebaumöl wohltuend bei Husten und Schnupfen. Gleichzeitig läßt es Sie die Nacht friedlich durchschlafen, wenn Sie Brust und Rücken damit einreiben.

Zu den wirkungsvollen Hausmitteln gegen Erkältungskrankheiten gehört Teebaumöl – das noch zu den preisgünstigen Mitteln zählt. Gerade bei leichten Erkältungen, beim Beginn einer Erkrankung und zur Vorbeugung empfiehlt sich die Verwendung von Teebaumöl, weil dieses bereits nach dem Einatmen Erleichterung schafft und dann von innen her auf die krank machenden Viren wirkt.

Der Ansteckung mit Teebaumöl vorbeugen

Durch Teebaumöl lassen sich die Dauer und Schwere einer Erkältung reduzieren. Außerdem kann es Sekundärinfektionen wie Bronchitis, Nebenhöhlen- oder Ohrinfektionen verhindern. Wegen seiner starken antiviralen und immunstimulierenden Eigenschaften kann es sogar den Ausbruch von Erkältungskrankheiten verhindern.

Erkältungskrankheiten: Behandlung mit Teebaumöl

Vollbad

Nehmen Sie täglich ein heißes Bad, dem Sie acht bis zehn Tropfen reines Teebaumöl zusetzen. Dies wirkt als Inhalation und lindert die Gliederschmerzen. Ein Bad beugt auch der Erkrankung vor. Danach gleich zu Bett gehen.

Falls Sie Fieber haben, empfehlen sich lauwarme Bäder mit dem gleichen Anteil an Teebaumöl. Danach gleich zu Bett.

Inhalation

Geben Sie fünf Tropfen reines Teebaumöl in eine Schüssel mit dampfend heißem Wasser, umhüllen Sie Kopf und Schüssel mit einem Handtuch, und inhalieren Sie fünf bis zehn Minuten. Halten Sie dabei unbedingt die Augen geschlossen, weil Teebaumöl ein unangenehmes Brennen verursachen könnte.

Einreibung

Mischen Sie drei Tropfen reines Teebaumöl mit einem Teelöffel Oliven-, Mandel- oder Avocadoöl, und reiben Sie Brust, Rücken und Hals zweimal täglich mit dieser Mischung ein. Besonders wirksam ist diese Mischung in der Nacht – sie sorgt dann für einen ruhigen, ungestörten Schlaf.

Erkältungskrankheiten: Behandlung mit Teebaumöl

Der besondere Tip gegen Husten

Bereiten Sie eine Mischung aus fünf Tropfen reinem Teebaumöl, fünf Tropfen Majoranöl (aus der Apotheke) und einem Teelöffel Oliven-, Mandel- oder Avocadoöl (ebenfalls aus der Apotheke). Vermischen und zweimal täglich Brust und Rücken damit einreiben.

Spülungen

Bei Halsschmerzen fünf bis zehn Tropfen reines Teebaumöl in ein Glas mit warmem Wasser geben und gut verrühren. Mit dieser Mischung zweimal täglich ausgiebig gurgeln.

Aromatherapie

Geben Sie einige Tropfen Teebaumöl auf ein Taschentuch, und inhalieren Sie die Düfte mehrmals täglich. Geben Sie abends einige Tropfen reines Teebaumöl auf Ihr Kopfkissen.

Lassen Sie während der gesamten Krankheitsdauer einige Tropfen Teebaumöl im Krankenzimmer verdunsten – entweder im Luftbefeuchter der Heizung, in einer Duftlampe oder in einem Schälchen mit dampfend heißem Wasser.

Weitere Maßnahmen

- Bei der Vorbeugung und Behandlung von Erkältungskrankheiten ist die Stärkung der natürlichen Abwehrkräfte von größter Bedeutung.
- Halten Sie sich soviel wie möglich im Freien auf – auch wenn das Wetter nicht sehr einladend ist.
- Denken Sie daran: Es gibt kein schlechtes Wetter – es gibt nur unangemessene Kleidung.
- Gehen Sie öfter einmal in die Sauna. Allerdings muß Ihnen die Sauna auch gut bekommen.
- Halten Sie sich warm (warme Füße sind wichtig), und schützen Sie Hals und Nacken vor Zugluft und Kälte.
- Ernähren Sie sich vollwertig mit viel Obst, Gemüse und Vollkornprodukten.
- Wenn nötig, nehmen Sie zusätzlich Vitamin-C-Tabletten.
- Knoblauch hat einen schützenden und heilenden Effekt.

Das wohlig warme Bett ist der Traum aller Erkälteten. Doch gerade dann sollten Sie sich viel an der frischen Luft aufhalten, um Ihre Abwehrkräfte zu stärken.

111

Halsschmerzen

Wie stark der Körper durch das Rauchen belastet wird, ist wohl jedem inzwischen klar. Doch besonders wenn Sie an Halsschmerzen leiden, sollten Sie unbedingt auf die Zigarette verzichten – so schwer es auch fällt.

Halsschmerzen treten oft als Begleiterscheinung von Infekten der Atemwege auf, z.B. bei Grippe, Bronchitis, Mandelentzündung und Erkältungskrankheiten. Oft sind Halsschmerzen erste Anzeichen einer Erkrankung. Bei sofortiger Behandlung kann eine Verschlimmerung vermieden oder die Krankheitsdauer vermindert werden.

Halsschmerzen: Behandlung mit Teebaumöl

- Halswickel (mit einigen Tropfen Teebaumöl befeuchtet)
- Gurgeln mit verdünntem Teebaumöl (mehrmals täglich)
- Verzichten Sie möglichst aufs Rauchen
- Sprechen Sie so wenig wie möglich

Husten

Husten ist eine natürliche Reaktion des Körpers, um die Luftwege von Hindernissen zu befreien. Husten kann trocken sein oder mit stärkerer Schleimbildung verbunden. Letzteres ist häufig der Fall, wenn der Husten zusammen mit Erkältungskrankheiten auftritt.

Es gibt viele hustenstillende Mittel: Die Naturheilkunde bietet viele Kräutertees an, aber auch Säfte, Bäder und Inhalationen mit ätherischen Ölen. Wegen seiner antiviralen, bakteriziden und balsamischen Qualitäten ist Teebaumöl ein wertvolles Heilmittel gegen Husten.

Husten: Behandlung mit Teebaumöl

- Inhalationen, Einreibungen oder Anwendungen der Aromatherapie mit Teebaumöl helfen ausgezeichnet gegen Husten.

Massage
Bei längerem Husten tut oft die Brust weh. Hier helfen Brustmassagen mit Teebaumöl.

Weitere Maßnahmen
- Halten Sie vor allem Hals, Nacken und Füße warm.
- Verzichten Sie auf schleimbildende Nahrungsmittel wie Nüsse, Bananen, Käse und alle anderen Milchprodukte.

Schnupfen

Schnupfen tritt meistens als Folge einer Erkältung auf. Er macht sich durch ein Brennen der Nase bemerkbar, das zum Niesen anregt. Die Nasenschleimhaut schwillt an, in schweren Fällen setzt sich die Nase völlig zu, so daß es besonders nachts zu Atembeschwerden kommt. Nasentropfen sollten Sie nur im äußersten Notfall verwenden. Bereits nach kurzzeitiger Anwendung werden die Nasenschleimhäute so stark gereizt, daß es schlimmer als zuvor ist.

Besonders Säuglinge und Kleinkinder leiden oft unverhältnismäßig stark unter einem Schnupfen. Sie können sich noch nicht schneuzen und reagieren, wenn sie mit einer verstopften Nase aufwachen und keine Luft bekommen, mit Ängsten. Hier bringen einige Tropfen reines Teebaumöl, die auf oder unter das Kopfkissen geträufelt werden, dem Kind schnell Erleichterung. Sie können das Öl aber auch in einen Luftbefeuchter oder in eine Duftlampe geben.

Der ständige Griff zum Nasenspray ist bei Schnupfen nicht sehr empfehlenswert. Um nachts wieder frei durchatmen zu können, sollten Sie besser den befreienden Dämpfen des Teebaumöls vertrauen.

Schnupfen: Behandlung mit Teebaumöl

- Inhalieren Sie mit heißem Wasser und einigen Tropfen Teebaumöl.

Weitere Maßnahmen

Heiße Fußbäder sind ein bewährtes Mittel gegen Schnupfen und verstopfte Nase. Setzen Sie dem Fußbad einige Tropfen reines Teebaumöl zu.

Bronchitis

Bei Bronchitis handelt es sich um eine Entzündung der Schleimhäute der Luftröhrenäste (Bronchien).

Die akute Bronchitis, die meistens auch die Luftröhre erfaßt, kommt häufig im Frühjahr und im Herbst vor. Sie wird unter dem Einfluß von Unterkühlungen, Wetterumschwüngen und Beeinträchtigung der Schleimhäute durch trockene Heizungsluft fast immer durch Infektionen mit Viren oder Bakterien verursacht. Bronchitis tritt zusammen mit entzündlichen Veränderungen der oberen Luftwege, also des Nasen- und Rachenraums, auf.

Symptome der Bronchitis

Symptome sind Husten, Auswurf (besonders morgens), oft Fieber, Brustschmerzen, Leistungsminderung. Meist ist die akute Bronchitis eine harmlose Erscheinung, die nach einigen Tagen abklingt; jedoch bei Kleinkindern und älteren Personen kann Bronchitis zu einer Lungenentzündung führen.

Eine chronische Bronchitis kann bei wiederholten Rückfällen aus der akuten Bronchitis entstehen. Die wichtigsten Ursachen sind Zigarettenrauchen, ständige Belastung durch Rauch-, Staub- oder Chemikalienreize, feuchtkaltes, nebliges Klima sowie Virusinfekte.

Symptome sind häufiger der chronische Husten mit teils grünlichem Auswurf und zunehmende, auch asthmaähnliche Atemnot (vor allem bei allergischen Ursachen). Schädigung der Struktur der Bronchialwand, Übersekretion und Veränderung des Bronchialschleims führen zu Verlegung und krampfartiger Verengung der Bronchien.

Nehmen Sie Bronchitis nicht auf die leichte Schulter! Nur wenn Sie sicher sind, daß bloß eine leichte Erkrankung vorliegt, können Sie die Bronchitis selbst behandeln. Vor allem bei Kleinkindern verläuft sie oft nicht so harmlos.

Teebaumöl gegen eine leichte Bronchitis

Teebaumöl kann bei Bronchitis eine große Hilfe sein, denn es bekämpft die Infektion, senkt das Fieber, lindert den Hustenreiz und wirkt schleimlösend. Außerdem stärkt es das körpereigene Immunsystem und verhindert eine weitere Ausbreitung der Infektion.

Sollte eine Bronchitis nicht innerhalb weniger Tage abklingen, sollten Sie unbedingt einen Arzt aufsuchen, um gesundheitliche Komplikationen zu vermeiden.

Bronchitis: Behandlung mit Teebaumöl

- Inhalation mit Zusätzen von Teebaumöl
- Vollbad
- Massage des Brustbereichs
- Aromatherapie

Weitere Maßnahmen
- Verzichten Sie möglichst auf das Rauchen.
- Ernähren Sie sich möglichst vollwertig – mit viel Obst, Gemüse und Vollkornprodukten.

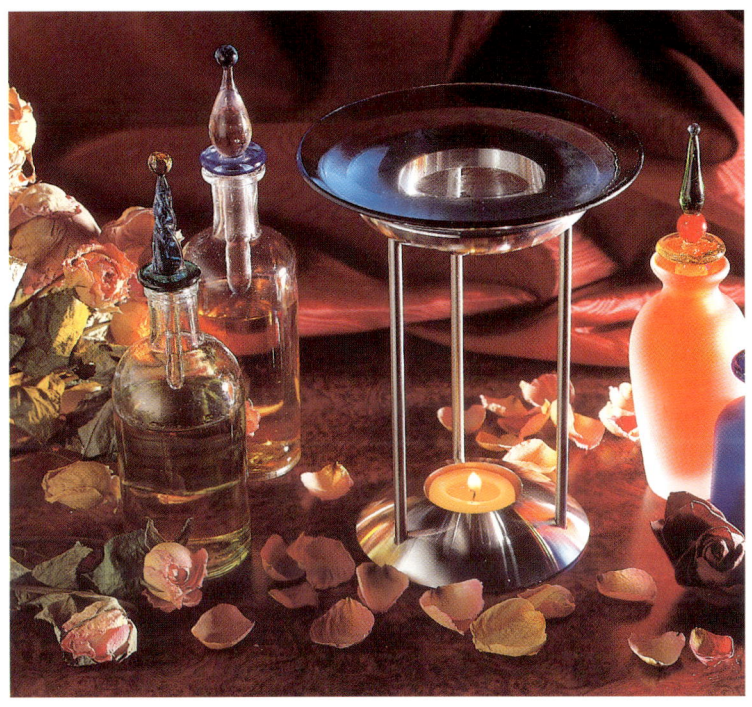

Nicht nur zur unterstützenden Behandlung von Erkältungskrankheiten oder Grippe ist die Aromatherapie mit Teebaumöl geeignet. Das ätherische Öl sorgt für frischen Duft im Zimmer, bekämpft Keime in der Luft und stärkt Ihr Immunsystem.

Grippe (Influenza)

Die echte Grippe ist eine akut fieberhafte Infektionskrankheit. Sie tritt besonders häufig in den Wintermonaten auf. Es kommt dann oft zu weltweiten Epidemien. Im Unterschied zum fälschlicherweise so bezeichneten grippalen Infekt handelt es sich bei der Influenza um eine ernste Viruserkrankung. Sie wird durch Tröpfcheninfektion (Sprechen, Husten, Anniesen usw.) übertragen.

Die Symptome einer Grippe sind Schüttelfrost, hohes Fieber (39 bis 40 °C), Mattigkeit, Kopfschmerzen, Gliederschmerzen und Übelkeit. Manchmal kommt es zu Bindehautentzündung, Bläschenausschlag und scharlachartiger Hautrötung. Bei Kindern treten auch Magen- und Darmbeschwerden sowie Nasenbluten auf. Nach ein bis zwei Tagen treten Entzündungen der Mandeln und Atemwege auf. Dazu kommen Heiserkeit, Husten, Pulsverlangsamung und Blutdruckabfall. Eine Influenza muß unbedingt vom Arzt behandelt werden.

Beim Husten die Hand vor den Mund zu halten ist nicht nur Zeichen einer guten Kinderstube, sondern kann unter Umständen eine Tröpfcheninfektion verhindern.

Teebaumöl zur Vorbeugung gegen die alljährliche Grippewelle

Zur Vorbeugung besteht die Möglichkeit einer Grippeschutzimpfung, die allerdings jährlich wiederholt werden muß, denn der Schutz ist zeitlich begrenzt. Das Virus neigt dazu, immer wieder neue Varianten zu bilden, die auch einen neuen Impfstoff erfordern.

Grippe: Behandlung mit Teebaumöl

Zur Vorbeugung gegen Grippe und zusätzlich zu den ärztlichen Maßnahmen ist Teebaumöl gut geeignet. Es wirkt gegen Viren und Bakterien und stärkt die körpereigenen Abwehrkräfte.

- Inhalation mit Zusätzen von Teebaumöl
- Vollbäder und Gurgeln mit Zusatz von Teebaumöl
- Einreibungen und Massagen des ganzen Körpers
- Aromatherapie

Weitere Maßnahmen

- Bettruhe ist sehr wichtig, um den ohnehin schon geschwächten Organismus nicht zu überfordern.
- Trinken Sie reichlich Kräutertees, Obst- und Gemüsesäfte.
- Machen Sie eine Kur mit Knoblauchkapseln. Diese wirken vorbeugend und mildern den Krankheitsverlauf einer bereits bestehenden Grippeinfektion.

Fieber sollte nur dann medikamentös gesenkt werden, wenn das Thermometer mehr als 39 °C erreicht. Normalerweise unterstützt es den Körper, eine Infektion »auszuschwitzen«, und sollte deshalb nicht gebremst werden.

Fieber

Eine erhöhte Körpertemperatur ist keine Krankheit, sondern die gesunde Antwort des Körpers auf Infektionen, denn sie beschleunigt den Stoffwechsel und stärkt die natürlichen Abwehrkräfte. Deshalb sollte man normalerweise dem Fieber »freien Lauf« lassen, es also nicht durch Tabletten, Zäpfchen usw. unterdrücken. Mit Teebaumöl können Sie den Abwehrkampf Ihres Körpers unterstützen:

- Zum einen führt Teebaumöl zu verstärktem Schwitzen, ein Prozeß, durch den das Fieber meistens von selbst gesenkt wird.
- Zum anderen wirkt es gegen Viren und Bakterien und stärkt das Immunsystem.

Die alten Hausmittel – Wadenwickel

Gerade kleine Kinder bekommen manchmal ohne ersichtlichen Grund leichtere, mitunter aber auch recht heftige Fieberanfälle, die nach drei bis vier Tagen von allein wieder nachlassen. Um den Kindern die Bettruhe und das Schlafen zu erleichtern, kann man leicht fiebersenkende Mittel anwenden (beispielsweise Wadenwickel, Einläufe).

Sie sollten unbedingt einen Arzt rufen, falls das Fieber sehr hoch ist und nicht sinkt, sondern eher noch ansteigt!

Tips zur Grippebehandlung mit Teebaumöl

Fußbad: Dies ist besonders wirksam zu Beginn des Fiebers. Dabei sollte das Wasser anfänglich Körpertemperatur haben. Dem Wasser geben Sie dann einige Tropfen Teebaumöl bei. Innerhalb der folgenden zehn Minuten erhöhen Sie die Wassertemperatur durch Zugabe von heißem Wasser. (Nicht direkt auf die Füße gießen!) Die Füße sollten sich bei diesem Fußbad sichtbar röten. Anschließend gut abtrocknen, warme Socken anziehen und/oder zu Bett gehen.

Vollbad: Zur Fiebersenkung empfiehlt sich auch ein lauwarmes Bad, dem einige Tropfen Teebaumöl zugesetzt sind. Das Bad sollte nicht viel länger als fünf Minuten dauern. Danach gut abtrocknen und sofort zu Bett gehen.

Waschung: Bei Patienten, die für ein Vollbad zu geschwächt sind, sollte der ganze Körper mit einem Waschlappen, der in lauwarmem Wasser mit einem Zusatz von einigen Tropfen Teebaumöl ausgewrungen wurde, abgewaschen werden. Wichtig ist, daß keine Zugluft entsteht und der Patient nicht friert. Deshalb immer nur teilweise entkleiden. Nach der Waschung gut zudecken.

Aromatherapie: Während der Dauer des Fiebers – besonders aber während des Beginns – ist die Aromatherapie sehr wirksam. Verdampfen Sie also im Krankenzimmer einige Tropfen reines Teebaumöl in einer Duftlampe, im Luftbefeuchter der Heizung oder einfach in einem Schälchen mit dampfend heißem Wasser.

Geben Sie auch einige Tropfen Teebaumöl auf das Kopfkissen des Patienten oder auf ein Taschentuch, an dem er immer wieder die heilsamen Düfte einatmen kann. Das entspannt und erfrischt und wirkt gleichzeitig allen Krankheitskeimen entgegen.

Die ältesten Hausmittel sind oft am wirksamsten: Wadenwickel senken das Fieber und bieten dem erhitzten Körper vor allem nachts eine wohltuende Kühlung.

Damit Ihr Körper mit Krankheiten fertig werden kann, braucht sein Immunsystem wirkungsvolle Unterstützung. Essen Sie dazu möglichst viel frisches Obst und Gemüse, das besonders viel immunstärkendes Vitamin C enthält.

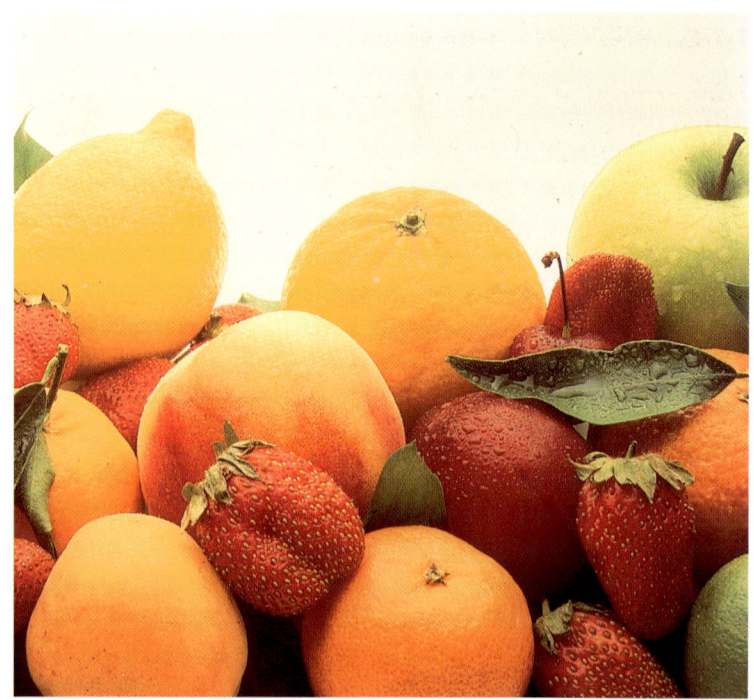

Wie Sie einen Wadenwickel anlegen

Fiebern ist ein natürlicher Entgiftungsvorgang des Körpers. Sie sollten ihn unbedingt unterstützen, indem Sie viel Flüssigkeit zu sich nehmen. Dabei sollte es sich aber nicht um alkoholische Getränke handeln!

Das wohl älteste Hausmittel zur Fiebersenkung ist der Wadenwickel: Hierzu nehmen Sie zwei Frottiertücher, tauchen diese in Wasser, das etwa Zimmertemperatur haben sollte, und wringen sie aus. Sie werden dann um die Unterschenkel gelegt.

Zur Befestigung können größere Socken darüber gezogen werden, oder Sie umwickeln die nassen Handtücher noch einmal mit trockenen Tüchern. Nach etwa einer Viertelstunde wird der Wadenwickel entfernt. Er kann mehrmals täglich wiederholt werden.

Nicht vergessen – viel trinken

Während des Fiebers ist es besonders wichtig, viel zu trinken, um den Körper zu entgiften und einer Austrocknung durch das Fieber entgegenzuwirken. Besonders empfehlenswert sind Mineralwässer mit geringem Kohlensäuregehalt, Kräutertees, Obst- und Gemüsesäfte.

Frostbeulen (Perniones)

Zehen erfrieren leichter, als Sie denken

Frostbeulen sind Gewebeschäden, die auf oberflächliche Erfrierungen zurückzuführen sind. Befallen werden besonders leicht die Füße, Unterschenkel und die unbedeckten Teile des Körpers.

Die flachen, dunkelrot oder bläulich verfärbten Knoten sind schmerzhaft und leicht verletzlich, so daß beispielsweise durch Reiben des Schuhes nicht selten Geschwüre entstehen.

- Zu Erfrierungen neigen besonders Menschen mit gestörtem Kreislauf, Blutarme sowie wenig Abgehärtete.
- Enges Schuhwerk und zu leichte Kleidung fördern Frostschäden.
- Ganz besonders leicht kommt es zu Erfrierungen bei feuchten Strümpfen und Schuhen. Hier werden selbst bei Temperaturen über dem Gefrierpunkt Erfrierungen beobachtet.

Aus den Augen, aus dem Sinn. Vielleicht ist die große Entfernung zum Kopf der Grund dafür, daß die meisten Menschen ihre Füße vernachlässigen. Unzureichender Kälteschutz kann leicht zu Frostbeulen an den Zehen führen.

Frostbeulen: Behandlung mit Teebaumöl

Massage

Stellen Sie ein Massageöl aus Oliven-, Mandel- oder Avocadoöl (aus der Apotheke) und reinem Teebaumöl her (Mischungsverhältnis: zwei Tropfen Teebaumöl auf einen Teelöffel Öl). Massieren Sie damit täglich die betroffenen Stellen – dadurch wird die Durchblutung verbessert.

Direkte Anwendung

Tragen Sie einige Tropfen reines Teebaumöl auf die Frostbeulen auf.

Weitere Maßnahmen

- Zur Durchblutungsförderung eignen sich besonders Fuß- oder Handbäder mit anschließenden kalten Übergießungen.
- Abhärtend und durchblutungsfördernd wirken auch regelmäßige Wechselduschen.
- Beginnen Frostbeulen zu schmerzen, bringen im Winter kurze Abreibungen mit Schnee Erleichterung.
- Sie können auch etwas Zitronensaft auf die schmerzenden Stellen auftupfen.

Fußpilz (Tinea pedum)

Hinein ins kühle Naß! Vor allem im Sommer macht es viel Spaß, ins Schwimmbad zu gehen. Allerdings sind hier nicht nur viele Menschen, sondern auch Unmengen von Pilzsporen. Gerade an solchen feuchtwarmen Aufenthaltsorten ist erhöhte Vorsicht geboten.

Fußpilz tritt heute immer häufiger auf. Betroffen ist vor allem:

- Wer viel badet und sich ungenügend abtrocknet
- Wer sich in Schwimmbädern oder Sportstätten infiziert
- Wer viel luftundurchlässiges Schuhwerk oder Gummistiefel trägt

Schnelle Infektion

Die Infektion erfolgt sehr leicht: Manche Menschen sind besonders anfällig. Die Pilze gedeihen am besten in feuchter Wärme und werden von Mensch zu Mensch, von Tier zu Mensch oder auch durch Hand- und Badetücher, Bademmatten, Wäsche usw. übertragen. Absolute Sauberkeit und auch getrennte Wäsche sind besonders wichtig.

Teebaumöl gegen Fußpilz

Fußpilze sind gegen Desinfektion ziemlich unempfindlich. Sie vertragen aber Austrocknen schlecht und können durch Schwefel, Teer oder Jod beseitigt werden. Gerade bei der Behandlung von Fußpilzerkrankungen hat Teebaumöl aufgrund seiner fungiziden Eigenschaften seine größten Erfolge.

Verlauf der Infektion

Meistens infiziert man sich in Bädern, in Schulen oder beim Sport. Oft wächst der Pilz lange Zeit unbemerkt zwischen der kleinen und der vierten Zehe oder zwischen den anderen Zehen. Eine Hautstelle entzündet sich, juckt und schuppt, es entstehen Einrisse.

Im Sommer oder wenn sonst der Fuß längere Zeit feuchter Wärme ausgesetzt war, verbreitet sich der Fußpilz plötzlich weiter auf die anderen Zehen, auf die Zehenzwischenräume, die Fußsohle oder den Fußrücken. Starkes Jucken tritt auf. Es können kleine Bläschen oder große Blasen entstehen, oder es kann auch nur ein stärkeres Schuppen auftreten.

Die Hände werden seltener befallen. Es können aber auch die Nägel der Hände und Füße erkranken. Sie verfärben sich gelblich oder grau, werden aufgerieben, brüchig, und man findet unter ihnen bröckelige Massen. Auch von den Nägeln aus kommt es immer wieder zur neuerlichen Infektion.

Der Fußpilz ist in Schwimmbädern zu Hause

Der Fußpilz ist äußerst ansteckend. In Schulen, Schwimmbädern und an anderen Orten, wo viele Menschen sich dieselben Duschgelegenheiten und mitunter auch dieselben Handtücher teilen, kann er sich besonders rasch ausbreiten. Die Symptome des Fußpilzes werden noch verstärkt, wenn Sie Socken aus synthetischen Fasern oder Schuhe tragen, die die Füße nicht atmen lassen.

Fußpilz: Behandlung mit Teebaumöl

Fußbad

Geben Sie fünf bis zehn Tropfen reines Teebaumöl in eine Schüssel mit warmem Wasser, und baden Sie täglich Ihre Füße etwa fünf bis zehn Minuten lang darin.

Direkte Anwendung

Tragen Sie eine Woche lang auf die Hautstellen zwei- bis dreimal täglich einige Tropfen Teebaumöl auf.

Salbe

Verwenden Sie regelmäßig eine Salbe auf Teebaumölbasis. Diese sollten Sie auch noch einige Zeit nach Abklingen der Hautsymptome auftragen. Eine langfristige Nachbehandlung ist anzuraten, weil die Pilzsporen tief in der Haut nisten.

Vorbeugung

Mischen Sie jedem Badewasser acht bis zehn Tropfen reines Teebaumöl bei.

Weitere Maßnahmen

● Bei einer Fußpilzerkrankung sollten Sie öffentliche Schwimmbäder, Saunen usw. meiden.

● Gehen Sie nicht barfuß durchs Haus, vor allem nicht über Teppiche, Badematten u. ä.

● Trocknen Sie Ihre Füße nach jedem Waschen gründlich ab. Pudern Sie sie anschließend mit einem Fußpuder ein.

● Tragen Sie luftiges Schuhwerk, wechseln Sie oft Ihre Schuhe.

● Tragen Sie nur Strümpfe aus Naturfasern, die separat gewaschen werden. Auch hierbei hat sich eine Zugabe von Teebaumöl zum Waschwasser bewährt.

Leiden Sie bereits unter Fußpilz, so sollten Sie eine Reihe von Hygieneregeln einhalten. So können Sie sowohl einer Ausbreitung der Erkrankung auf andere Hautstellen vorbeugen als auch vermeiden, daß Sie andere Menschen anstecken.

Gerstenkorn (Hordeolum)

Symptome des Gerstenkorns

Beim Gerstenkorn handelt es sich um eine eitrige Entzündung der Drüsen an den Wimpern. Es schwillt eine Stelle des Lides an, rötet sich und beginnt zu eitern. Häufig folgt ein Gerstenkorn dem anderen durch Übertragung des Eiters von einer Drüse auf die andere. Starke Schmerzen sind möglich. Meistens tritt ein Gerstenkorn in den Entwicklungsjahren auf. Bei Erwachsenen muß an Zuckerkrankheit (Diabetes mellitus) gedacht werden.

Teebaumöl nicht in die Augen

Wenn Sie an einem Gerstenkorn erkrankt sind und sich Linderung durch das Teebaumöl erhoffen – Vorsicht! Das reine Öl darf nicht direkt in die Augen gelangen. Sehr wirksam ist dagegen ein Kopfdampfbad.

Die Behandlung mit Teebaumöl kann hier lindernd wirken – allerdings darf das Öl nicht direkt auf die Haut um die Augen herum aufgetragen werden, denn dort würde es zu stark reizen. Außerdem besteht die Gefahr, daß es direkt in die Augen gerät.

Gerstenkorn: Behandlung mit Teebaumöl

Dampfbad

Geben Sie fünf Tropfen Teebaumöl in eine Schüssel mit dampfend heißem Wasser. Nehmen Sie ein fünfminütiges Kopfdampfbad – dabei die Augen schließen. Wiederholen Sie diese Prozedur alle zwei Tage.

Weitere Maßnahmen

- Am Anfang der Entzündung sind kühle Augenbäder (nur wenige Sekunden lang) oder kühle Aufschläge mit einfachem Wasser oder Kamillentee sehr wirksam. Die Augenbäder können die Entstehung eines Gerstenkorns verhindern.
- Kommt es doch zu einer Eiterung, dann muß die Entzündung örtlich warm behandelt werden. Zusätzlich zum Dampfbad können Sie auch Kompressen mit Kamillentee verwenden. Dazu ein Gästehandtuch in Kamillentee auswringen oder angefeuchtete Teebeutel auf die Augen legen.
- Durch Herausziehen des zur befallenen Drüse gehörigen Wimperhaares kann dem Eiter Abfluß verschafft werden.

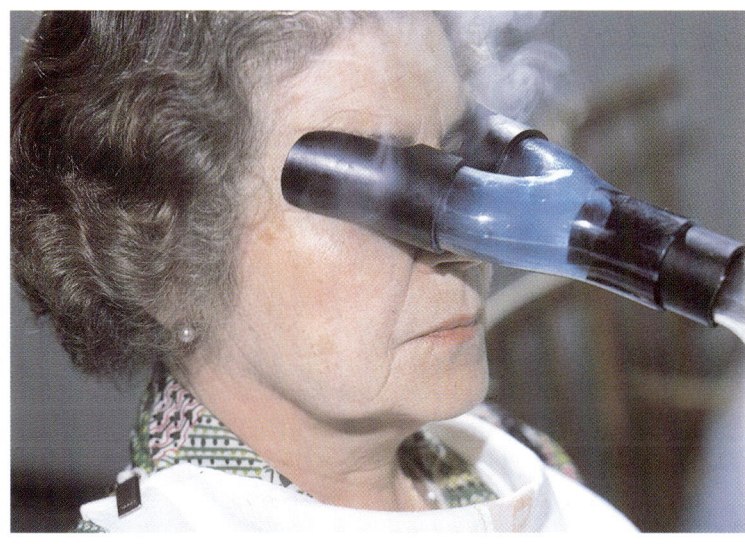

Zur Behandlung von Augenkrankheiten gibt es besondere Geräte für Augendampfbäder. Auch hierbei kann ein Zusatz von einigen Tropfen Teebaumöl gute Dienste leisten.

Hämorrhoiden

Ursachen der Hämorrhoiden

Hämorrhoiden sind Erweiterungen der unteren Adern im Mastdarm innerhalb oder außerhalb des Schließmuskels. Alles, was die Blutzirkulation im Becken hindert, fördert die Hämorrhoiden: Schwangerschaft, ungenügende Bewegung, sitzende Lebensweise, Fußkälte, Stuhlverstopfung, Entzündungen der Unterleibsorgane, Geschwülste im Bauchraum, Leber- und Herzleiden. Abhängig vom Blutkreislauf im Bauchraum können Hämorrhoiden entstehen und verschwinden.

Wenn die Toilette zur Qual wird

Die prallgefüllten Knoten spannen, jucken, stechen, schmerzen, besonders wenn sie entzündlich gereizt sind. Der After wird undicht, Schleim und dünnflüssiger Darminhalt treten aus und verändern die Haut der Afterumgebung krankhaft. Ein harter, zurückgehaltener Stuhl kann bei Durchgang die Hämorrhoiden aufreißen, so daß sie zu bluten beginnen und sich Einrisse und Geschwüre an der Stelle der Knoten ausbilden. Durch Pressen bei hartem Stuhlgang werden die Knoten allmählich immer größer.

Fit durch Sport! Ob Sie nun Bergwanderungen oder River Rafting bevorzugen – ausreichende Bewegung ist für den Organismus sehr wichtig. Sie kann selbst unangenehmen Erkrankungen wie Hämorrhoiden vorbeugen.

123

Chronische Hämorrhoiden vermeiden

Hämorrhoiden, schmerzhafte Knoten am Darmausgang, lassen langes Sitzen oder »größere Geschäfte« auf der Toilette zur Qual werden. Da sie von alleine nicht mehr verschwinden, ist eine ärztliche Behandlung unumgänglich.

Ohne Behandlung werden Hämorrhoiden meistens chronisch. Deshalb sollten Sie möglichst bald einen Arzt aufzusuchen. Die Verwendung von Teebaumöl empfiehlt sich gerade bei Hämorrhoiden besonders, denn es wirkt nicht nur schmerzlindernd, sondern hemmt dank seiner antibiotischen Wirkung auch Entzündungen.

Hämorrhoiden: Behandlung mit Teebaumöl

Sitzbad
Nehmen Sie regelmäßig warme Sitzbäder, denen Sie fünf Tropfen reines Teebaumöl zugefügt haben.
Lösen Sie fünf Tropfen reines Teebaumöl in Milch auf, und geben Sie die Milch-Öl-Mischung in ein warmes Sitzbad.

Kompressen
Geben Sie einige Tropfen Teebaumöl auf ein kleines Papier- oder Mulltuch, und legen Sie dieses in die Gesäßfalte.

Direkte Anwendung
Massieren Sie einige Tropfen reines Teebaumöl sanft in den Analbereich ein.

Fertigprodukte
Verwenden Sie Teebaumölcreme und Teebaumölzäpfchen gegen Hämorrhoiden. Fertigprodukte erhalten Sie in Ihrer Apotheke oder in Reformhäusern.

Weitere Maßnahmen
• Wichtig ist eine gute, geregelte Verdauung. Hier haben sich neben einer ausgewogenen Ernährung mit viel Obst, Gemüse und Vollkornprodukten als natürliche »Erste Hilfe« eingeweichte Trockenpflaumen bewährt.
• Vermeiden Sie es, mit dem unteren Rückenbereich metallische oder andere kalte Gegenstände zu berühren, beispielsweise Brückengeländer, Steinfliesen usw.
• Sauberkeit des Analbereichs schützt vor Entzündungen.
• Aftergymnastik, d.h. Einziehen und Loslassen des Afters, wirkt auf die einfachste und nachdrücklichste Art entleerend auf die Hämorrhoidenknoten.

Hautentzündung (Dermatitis)

Viele Hautentzündungen sind auf Überempfindlichkeit (Allergie) gegen bestimmte Stoffe zurückzuführen, beispielsweise gegen Kuhmilch- oder Weizenmehlprodukte, gegen bestimmte Reinigungsmittel, Kosmetika, Hausstaub, Wolle oder Tierhaare. In vielen Fällen verschlimmern Streß und andere emotionale Faktoren die Krankheit oder lösen sie überhaupt erst aus.

Juckreiz kann je nach Intensität nervtötend bis unerträglich sein. Im Falle einer Hautentzündung ist dringend davon abzuraten, an einer juckenden Stelle zu kratzen. Um den Reiz zu mindern, haben Sie oft mit Teebaumöl gute Erfolge.

Symptome der Hautentzündung

Die Symptome allergischer Hautentzündungen äußern sich meist als:
- Entzündung
- Pusteln
- Schwellung
- Juckreiz

Die meisten Menschen reagieren auf Hautentzündungen mit Juckreiz und kratzen an der betroffenen Stelle – was den Juckreiz nur vermehrt und die Entzündung womöglich weiter ausbreitet.

Zeitverzögerung bei der Reaktion der Haut

Manchmal lassen sich die Ursachen der Hautreizung nur schwer bestimmen, weil diese zeitverzögert – lange nach dem Kontakt mit dem Reizstoff – auftreten kann. Beispielsweise verwendet jemand jahrelang eine bestimmte Creme, ohne daß sich irgendwelche Beschwerden zeigen, bis dann eines Tages die Haut plötzlich allergisch mit einer Dermatitis reagiert.

Weitere Ursachen von Hautentzündungen können sein: Sonnenlicht, starke Schweißabsonderung, Ammoniakbildung durch die Ausscheidungen (Windeldermatitis) oder erbliche Anlage.

Mit Teebaumöl gegen Dermatitis

Die Behandlung mit Teebaumöl hat sich in zahlreichen klinischen Untersuchungen als sehr wirksam erwiesen. Es wirkt nicht nur desinfizierend und heilend, sondern lindert auch den Juckreiz.

Gerade bei Hautentzündungen zeigt das Teebaumöl seine volle Wirkungsbreite als Antibiotikum und Schmerzstiller, zumal es auch auf aufgekratzte und somit offene Hautstellen bedenkenlos aufgetragen werden kann.

Machen Sie einen Hauttest!

Vor einer Behandlung einer Hautentzündung mit Teebaumöl sollten Sie unbedingt einen Hauttest machen, um festzustellen, ob Sie nicht eventuell auch gegen Teebaumöl allergisch sind. Träufeln Sie dazu zwei bis drei Tropfen Teebaumöl auf Ihren Handrücken, verreiben Sie es, und lassen Sie es eine Stunde lang einwirken. Kommt es zu einer Hautreizung, mit viel kühlem Wasser abspülen.

Hautentzündung: Behandlung mit Teebaumöl

Vollbad
Setzen Sie dem Badewasser acht bis zehn Tropfen reines Teebaumöl zu.

Lotion
Vermischen Sie einige Tropfen Teebaumöl mit der zehnfachen Menge Oliven-, Mandel- oder Avocadoöl (aus der Apotheke), und massieren Sie die betroffenen Hautstellen täglich damit ein.

Creme
Geben Sie einige Tropfen Teebaumöl unter Ihre Feuchtigkeitscreme, und tragen Sie diese mehrmals täglich auf die betroffenen Stellen auf.

Fertigprodukte
Verwenden Sie oft Teebaumölcreme und -seife.

Weitere Maßnahmen
- Hygiene ist bei Hauterkrankungen äußerst wichtig. Waschen Sie deshalb regelmäßig die erkrankten Hautstellen nur mit klarem Wasser, und verwenden Sie stets frische Tücher.
- Ihren eigenen Pflegeprodukten können Sie einige Tropfen Teebaumöl beimischen.
- Bei allergisch bedingter Dermatitis hat sich das Trinken von Brennesseltee (aus der Apotheke) bewährt. Trinken Sie mindestens einen Liter pro Tag.
- Versuchen Sie, die Gründe für eine eventuelle Allergie herauszufinden (Tierhaare, Milch, Kosmetika usw.) und Stoffe, die eine Allergie auslösen können, möglichst zu meiden.

Versuchen Sie, Streß zu vermeiden. Dabei helfen Entspannungstechniken wie Yoga und autogenes Training. Für beides werden Kurse an den meisten Volkshochschulen angeboten.

Hexenschuß (Lumbago)

Bei dem sogenannten Hexenschuß handelt es sich um ganz unvermittelt auftretende, heftige Schmerzen in der Lenden- und Kreuzbeingegend. Die häufigsten Ursachen von Hexenschuß sind:

- Durchkältung, nasse Füße
- Bandscheibenvorfall
- Verrenkungen der Wirbelsäule
- Falsche Bewegungen

Ursachen von Hexenschuß

Allen diesen Ursachen sind eine Muskelverkrampfung und Beeinträchtigung der Wirbelsäule gemeinsam. Der Kranke kann sich nur unter Schmerzen aufrecht halten und hat das Bedürfnis, sich zu stützen. Ausgelöst wird der Hexenschuß durch eine krankhafte Veränderung der Wirbelsäule, aber auch durch Überlastung, Nervenerkrankungen oder Entzündungen.

Die ärztliche Hilfe besteht im wesentlichen darin, die Muskeln durch entsprechende Medikamente zu entkrampfen, so daß der Schmerz nachläßt. Teebaumöl ist auch bei Hexenschuß ein wirksames Mittel, denn es wirkt analgetisch (schmerzlindernd).

Teebaumöl wirkt nicht nur oberflächlich auf dem Hautgewebe, sondern dringt bis in tieferliegende Schichten ein. Daher kann es selbst beim Hexenschuß sehr hilfreich sein. Zusätzlich sollten Sie unbedingt Bettruhe einhalten!

Hexenschuß: Behandlung mit Teebaumöl

Vollbad

Nehmen Sie ein warmes Bad, dem Sie acht bis zehn Tropfen reines Teebaumöl zugesetzt haben.

Massage

Massieren Sie die schmerzenden Stellen mit einer Mischung aus zehn Tropfen Teebaumöl und einem Eßlöffel Oliven-, Mandel- oder Avocadoöl sanft ein.

Direkte Anwendung

Massieren Sie einige Tropfen reines Teebaumöl direkt in die schmerzenden Stellen ein.

Weitere Maßnahmen

- Bettruhe lindert die schlimmsten Schmerzen.
- Halten Sie den Rückenbereich warm. Eine Unterkühlung verschlimmert den Hexenschuß.

Hühnerauge, Leichdorn (Clavus)

Beim Schuhkauf ist es nicht ratsam, den letzten Schrei im Sonderangebot zu wählen, ohne auf Qualität und Fußfreiheit zu achten. Sonst rächen sich Ihre Zehen schneller, als Sie denken.

Bei Hühneraugen handelt es sich um eine Verdickung der Hornhaut von Hautpartien, die einen Knochen überziehen. Das Hühnerauge bildet sich unter wiederholter Druckeinwirkung und erstreckt sich zapfenförmig in die Tiefe, wodurch es infolge der Reizung der nervenreichen Knochenhaut sehr schmerzhaft sein kann.

Ursachen für Hühneraugen

Am häufigsten treten Hühneraugen an der Oberseite der Zehen oder an den Fußstützpunkten der Sohle auf. Hühneraugen werden meist durch zu enge Schuhe und/oder Fußverformung (vor allem Spreizfuß) verursacht.

In klinischen Untersuchungen wurde zweifelsfrei nachgewiesen, daß Teebaumöl besonders wirksam gegen Hühneraugen ist. Die Behandlung kann sich allerdings über einige Wochen hinziehen, bis sich Ergebnisse zeigen.

Hühneraugen: Behandlung mit Teebaumöl

Fußbad
Geben Sie fünf Tropfen reines Teebaumöl in eine Schüssel mit warmem Wasser, und baden Sie darin täglich zehn Minuten lang Ihre Füße.

Direkte Anwendung
Tragen Sie täglich mit dem Finger oder einem Wattetupfer einige Tropfen reines Teebaumöl auf das Hühnerauge auf.

Pflaster
Geben Sie einige Tropfen reines Teebaumöl auf ein Mullteil eines Heftpflasters, und kleben Sie dieses über das Hühnerauge. Das Pflaster täglich erneuern.

Bitte beachten Sie
- Manche Hühneraugenpflaster enthalten viel Salizylsäure, was unter Umständen zu Hautreizungen führen kann.
- Bearbeiten Sie Hühneraugen nie mit einem Messer oder einer Rasierklinge! Dabei könnten Infektionen entstehen.

Krampfadern (Varizen)

Ursachen und Symptome der Krampfadern

Krampfadern sind erweiterte Blutadern, besonders an den Beinen. Sie sind Anzeichen einer Venenschwäche oder -schädigung, bei der das venöse Blut nicht mehr problemlos zum Herzen befördert wird: Das Blut »versackt« in den Venen und dehnt diese bis zum äußersten aus. Sie beginnen sich dann zu schlängeln.

Als Symptome machen sich Krampfschmerzen beim Gehen und noch mehr beim Stehen bemerkbar. Die anhaltende Durchblutungsstörung führt zu einer Schwellung der Beine, zu Verkrampfungen in der Beinmuskulatur, zum lokalen Absterben von Gewebe in Form des Krampfadergeschwürs, zum Auftreten einer Hautveränderung mit Juckreiz, Ausschlag und bräunlicher Verfärbung.

Risikofaktoren der Venenerkrankung

Neben Erblichkeit und beruflicher Überbelastung – z.B. ein Beruf, der vorwiegend im Stehen oder Sitzen ausgeführt werden muß – bestehen weitere Risikofaktoren:

- Falsche Nahrung mit zuviel Eiweiß
- Zu enge Kleidung, z.B. Strumpfbänder, Korsetts oder ganz besonders straffe Jeans und abschnürende Socken
- Senkung der Eingeweide, besonders der Unterleibsorgane
- Chronische Verstopfung

Kosmetisches Problem oder Venenerkrankung?

Krampfadern, die keine Schmerzen verursachen, bedürfen keiner unmittelbaren Behandlung. Sehr viele Menschen besitzen sogar geschwollene, sichtbar hervortretende Venen. Wenn damit keine weiteren Beschwerden verbunden sind, können Sie Krampfadern auch als kosmetisches Problem betrachten. Mit Sicherheit liegt jedoch dann eine Venenschwäche vor, die irgendwann zu einem gesundheitlichen Problem werden kann. Die Ursachen sind: Bewegungsmangel, vorwiegend sitzende oder stehende Tätigkeiten, aber auch eine Ernährung mit zuwenig Ballaststoffen. Frauen leiden häufiger unter Krampfadern als Männer. Außerdem wird die Gefahr, daß Krampfadern auftreten, mit zunehmendem Alter größer.

Sie müssen sich nicht gleich die Fitneß einer Steffi Graf zum Ziel setzen, doch ausreichende Bewegung ist unerläßlich für das gesundheitliche Wohlbefinden. Bewegung regt den Blutkreislauf an und hilft, Venenleiden wie etwa Krampfadern vorzubeugen.

Krampfadern in der Schwangerschaft

Manche Menschen sind für Krampfadern besonders anfällig, z. B. Frauen im Laufe ihrer Schwangerschaft. Meist vergehen die Krampfadern nach der Geburt ganz von selbst wieder. Folgen dieser Venenschwäche können auch eine Venenentzündung (Phlebitis) und ein offenes Bein (Unterschenkelgeschwür) sein.

Krampfadern operativ entfernen – Venenstripping

Venenstripping bezeichnet die operative Entfernung von Krampfadern. Nicht immer wird damit ein schmerzfreies Bein erreicht. Doch auch bei Krampfadern gilt: Wer vorbeugt, kann eine schmerzhafte Krankheitsentwicklung vermeiden.

Man kann Krampfadern operativ entfernen lassen. Leider ist in vielen Fällen der Aufwand sehr groß, und das gewünschte Ergebnis wird nicht erreicht. Deshalb ist ein Gespräch mit dem Arzt Ihres Vertrauens vor einer solchen Operation besonders wichtig.

Eine Behandlung mit Teebaumöl kann bei Krampfadern sehr hilfreich sein, denn das Öl hält die Haut feucht und elastisch.

Krampfadern: Behandlung mit Teebaumöl

Waschungen

Waschen Sie die betroffenen Hautstellen sacht mit abgekochtem oder destilliertem Wasser (aus der Apotheke), dem Sie einige Tropfen reines Teebaumöl zugesetzt haben.

Creme

Die betroffenen Stellen täglich mit einer zehnprozentigen Teebaumölcreme einreiben. (Das Mischungsverhältnis sollte etwa 20 Tropfen reines Teebaumöl auf einen Eßlöffel Feuchtigkeitscreme betragen.)

Kompressen

Decken Sie die betroffenen Hautstellen mit einer Mullkompresse ab, die Sie in einer Mischung von drei Teilen Oliven-, Mandel- oder Avocadoöl und einem Teil Teebaumöl getränkt haben. Die Kompresse einige Stunden lang (oder über Nacht) liegenlassen, damit sich die heilende Wirkung des ätherischen Öls bis in die Tiefe der Gliedmaßen ausbreiten kann.

Salbe

Massieren Sie die betroffenen Stellen sanft mit einer Teebaumölsalbe ein – am besten zweimal täglich.

Vorbeugung gegen Krampfadern

Hier finden Sie einige wichtige Maßnahmen, mit denen Sie Krampfadern vorbeugen können. Auch bei bereits eingetretenem, aber noch leichtem Venenleiden helfen diese Hinweise gegen eine Verschlimmerung des Leidens.

- Setzen Sie dem warmen Badewasser acht bis zehn Tropfen reines Teebaumöl zu.
- Tragen Sie täglich ein Massageöl auf, das Sie aus 100 Milliliter Oliven-, Mandel- oder Avocadoöl (aus der Apotheke) und 100 Tropfen Teebaumöl hergestellt haben. Das Öl in einer dunklen Flasche aufbewahren und vor Gebrauch gut schütteln.
- Nehmen Sie an einem Kurs für eine spezielle Venengymnastik teil. Fragen Sie bei Ihrer Volkshochschule oder bei Ihrer Krankenkasse nach.
- Ein altbekanntes, aber dennoch äußerst effektives Mittel gegen Krampfadern: Legen Sie öfter einmal die Beine hoch, damit das Blut leichter zum Herzen zurückfließen kann.
- Legen Sie auch nachts die Beine hoch: Dazu verstellen Sie entweder das Fußteil Ihres Bettes, oder Sie legen einfach zwei Ziegelsteine oder eine sonstige Schachtel am Fußteil unter die Matratze.
- Tragen Sie Stützstrümpfe (in der Apotheke erhältlich, werden aber auch vom Arzt verschrieben). Stützstrümpfe oder Strumpfhosen sind heute attraktive und angenehm zu tragende Kleidungsstücke.
- Kalte Beinwickel während der Nachtruhe können oft die Schmerzen lindern. Wringen Sie dafür Frottiertücher in kaltem Wasser aus, wickeln Sie diese um die Unterbeine, und umwickeln Sie sie mit trockenen Leinentüchern.
- Die Ernährung sollte dahingehend verändert werden, daß eine möglicherweise vorhandene chronische Verstopfung behoben wird. Das erreichen Sie, indem Sie Ihren Speisezettel durch viele Vollkornprodukte und reichlich frisches Obst und Gemüse bereichern. Sauerkraut ist ein sehr hilfreiches und schmackhaftes Nahrungsmittel für den gesunden Darm. Zusätzlich sollten Sie viel trinken.
- Zur besseren Durchblutung sind Wechselduschen – vor allem der Beine, die besonders von Krampfadern betroffen werden – hilfreich. Immer herzwärts brausen und die Wechseldusche mit kaltem Wasser beenden.

Verzichten Sie auf Rolltreppen und Aufzüge! Steigen Sie lieber Treppen. So wird das Blut aus den überlasteten Venen zum Herz transportiert, und gleichzeitig wird Ihr Kreislauf trainiert.

Krätze (Skabies)

Ursachen und Auftreten

Bei der Krätze handelt es sich um eine durch die Krätzmilbe entstandene, stark juckende Hautkrankheit. Durch das Aufkratzen der Haut entstehen leicht Hauteiterungen oder Furunkulose.

Die Krätze tritt vorzugsweise an Stellen mit besonders zarter Haut auf, wo die Haut Falten bildet – also in der Achselhöhle, an den Brustwarzen, in der Knie- und Ellenbeuge, zwischen den Fingern. Der behaarte Kopf und das Gesicht werden nie betroffen.

Eine Milbe bohrt sich in die Haut

Ein einfacher Händedruck genügt nicht, um Krätze zu übertragen, obwohl sich dieses Gerücht seit langem hält. Leben aber viele Menschen auf engem Raum zusammen, kann es zu einer Übertragung der Krätzmilbe kommen.

Hervorgerufen wird die Krätze durch eine Milbe, die sich in die Haut einbohrt und Gänge baut, in denen sie ihre Eier ablegt. Die Gänge werden als dunkle Striche sichtbar, die Haut in ihrer Umgebung ist stark gerötet und knötchenförmig erhaben.

Ein starker Juckreiz macht sich besonders nachts in der Bettwärme bemerkbar und verleitet zum Kratzen. So entstehen häufig Krätzeekzeme mit Knötchen, Bläschen oder Eiterpusteln. Die Krätze ist sehr ansteckend.

Übertragung der Krätze

Übertragen wird die Krätzmilbe durch enges Berühren (gemeinsames Schlafen, Geschlechtsverkehr), nicht dagegen durch Händedruck oder einfache Berührung.

Krätze wird übertragen, wenn viele Menschen unter schlechten Wohnbedingungen leben müssen.

Medikamente nicht zu lange gebrauchen

Auch nach der Heilung hält der Juckreiz noch einige Zeit an. Oft meinen die Kranken – durch das Jucken getäuscht –, daß sie noch von Milben befallen sind, und gebrauchen die Salbe erneut (gegen die ärztliche Vorschrift).

Schon die erste Behandlung der Krätze mit diesen Medikamenten kann Reizungen der Haut hervorrufen, da es sich um scharfe Mittel handelt. Werden die Mittel länger als verordnet verwendet, entsteht eine Hautreizung, die erneut ärztlich behandelt werden muß.

Rechtzeitig zum Arzt!

Bei den ersten Anzeichen von Krätze sollten Sie einen Arzt aufsuchen, der die notwendige Kur anordnet. Meistens wird Perubalsam oder eine schwefelhaltige Salbe gegen Krätze verschrieben.

Teebaumöl hat auf Milben eine stark toxische Wirkung, so daß es ein wirkungsvolles Mittel gegen Krätze ist und sofortige Erleichterung bringt.

Schon bei der bloßen Vorstellung, daß die Krätzmilbe Gänge in der Haut gräbt, möchte man sich am liebsten ausgiebig kratzen. Der bei der Krätze auftretende extreme Juckreiz gab dieser Hautkrankheit ihren Namen.

Krätze: Behandlung mit Teebaumöl

Vollbad

Als Desinfektionsmaßnahme dem warmem Badewasser acht bis zehn Tropfen reines Teebaumöl zusetzen.

Creme

Die betroffenen Hautstellen sanft abwaschen und trocknen. Dann die Stellen mit einer Feuchtigkeitscreme behandeln, der einige Tropfen reines Teebaumöl zugesetzt sind (zwei bis drei Tropfen Öl auf einen Eßlöffel Creme). Die so aufbereitete Feuchtigkeitscreme zwei- bis dreimal täglich anwenden.

Bitte beachten Sie

● Hygiene ist sehr wichtig, um eine Wiederansteckung zu vermeiden!

● Bettwäsche, Handtücher, Kleidungsstücke (besonders solche aus Wolle) in Wasser waschen, dem einige Tropfen Teebaumöl zugesetzt wurden.

● Auch die Matratzen müssen behandelt werden. Stellen Sie dafür folgende Teebaumöl-Alkohol-Mischung her: Geben Sie auf neun Teile 90prozentigen Alkohol (aus der Apotheke) einen Teil reines Teebaumöl. Bürsten Sie die Matratzen und gegebenenfalls auch die Bettstelle gründlich mit dieser Mischung. Diese Reinigung sollten Sie wöchentlich wiederholen.

● Sonnenbestrahlung hilft, die Krätze möglichst rasch wieder loszuwerden. Nur sollten Sie auch bei Sonnenbädern maßhalten, da durch das immer größere Ozonloch auch die Gefahr von Hautkrebs wächst. Kurze Sonnenbäder mit einer guten und starken Sonnencreme sind jedoch hilfreich gegen Krätze.

Masern (Morbilli)

Die Krankheit aus dem Kindergarten

Bei den Masern handelt es sich um eine durch Viren verursachte und sehr stark ansteckende Kinderkrankheit, die nach Meinung vieler Heilpraktiker zur körperlichen und seelischen Entwicklung eines Kindes wichtig ist. Zu Komplikationen kommt es relativ selten. Sie können aber sehr schwerwiegend sein. Wenn Masern allerdings im Erwachsenenalter auftreten, ist der Verlauf ungleich schwerer.

Ursache und Übertragung

Die Masernerkrankung wird verursacht durch ein Virus, das sowohl durch körperlichen Kontakt als auch durch Tröpfcheninfektion (Husten, Niesen) über größere Entfernungen übertragen wird. Praktisch jedes Kind, das erstmals mit Masern infiziert wird, erkrankt auch daran. Die Inkubationszeit – also die Zeit zwischen Ansteckung und Ausbruch einer Krankheit – dauert etwa 10 bis 14 Tage.

Die typischen Symptome

Die Masern beginnen meistens mit den Symptomen einer schweren Erkältungskrankheit: Schnupfen, Fieber, Husten, Reizung der Augenbindehaut, Mattigkeit und Appetitlosigkeit. Die Rachenschleimhaut ist hochrot entzündet.

Verlauf der Erkrankung

Schicken Sie Ihr Kind nach der Masernerkrankung nicht zu früh wieder in den Kindergarten oder in die Schule: Zwei bis drei Wochen sollte sich das Kind dann noch erholen.

In den meisten Fällen treten auf der Mundschleimhaut kleine weißliche Flecken auf, die nach zwei bis drei Tagen wieder verschwinden. Das Fieber erreicht über 39 °C, sinkt nach drei bis fünf Tagen vorübergehend ab, um dann wieder bis über 40 °C anzusteigen.

Gleichzeitig breitet sich von den Ohren her der typische Ausschlag über den ganzen Körper aus. Der Ausschlag besteht aus rosa- bis violettroten, klein- oder großfleckigen Hauterhebungen, die stellenweise zu bräunlichroten Flächen zusammenfließen können.
Danach sinkt die Temperatur wieder, und die Haut beginnt abzuschuppen. Mit Teebaumöl können Sie dazu beitragen, den Verlauf dieser Kinderkrankheit zu mildern und etwas abzukürzen.

Masern: Behandlung mit Teebaumöl

Dampfbad

Regelmäßige Dampfbäder beruhigen den oft auftretenden Hustenreiz. Geben Sie dafür fünf Tropfen reines Teebaumöl in eine Schüssel mit dampfend heißem Wasser. Lassen Sie das Kind fünf bis zehn Minuten mit einem Handtuch über Kopf und Schüssel inhalieren. Dabei sollte es die Augen geschlossen halten, weil die aromatischen Dämpfe sonst möglicherweise zu einer Augenreizung führen könnten.

Spülung

Bei Halsschmerzen geben Sie drei bis fünf Tropfen reines Teebaumöl in ein Glas warmes Wasser. Gut durchrühren und damit gurgeln lassen. Das Wasser sollte nicht geschluckt werden! Wiederholen Sie die Prozedur zweimal täglich.

Waschungen

Den Körper ein- bis zweimal täglich mit einem Waschlappen abreiben, der in lauwarmes Wasser mit einem Zusatz von einigen Tropfen reinem Teebaumöl getaucht wurde.

Aromatherapie

Lassen Sie im Krankenzimmer Teebaumöl verdunsten, entweder in einer Duftlampe oder in einer Schüssel mit heißem Wasser (außerhalb der Reichweite des Kindes aufstellen!)

Weitere Maßnahmen

* Die wichtigste Maßnahme bei der Masernbehandlung ist absolute Bettruhe.
* Solange Fieber und Ausschlag bestehen, sollte das Kind keinesfalls die ihm jetzt besonders wohltuende Bettwärme verlassen.
* Zur Unterstützung der Giftausscheidung sollte das Kind täglich drei Tassen eines schweißtreibenden Tees trinken. Übergießen Sie dazu je einen Teelöffel Lindenblüten und Holunderblüten (aus der Apotheke oder auch selbst gesammelt und getrocknet) mit einer Tasse kochendem Wasser. Nach einigen Minuten absieben und mit etwas Honig süßen.
* Bei sehr hohem Fieber sollten Sie Wadenwickel anlegen.

Erkrankt Ihr Kind an den Masern, ist keine übertriebene Besorgnis vonnöten. Allerdings braucht Ihr Kind dann ein Höchstmaß an Bettruhe und Pflege. Mit Teebaumöl können Sie den Heilungsprozeß beschleunigen.

Muskelschmerzen

Es lebe der Sport! So gesund regelmäßige Bewegung für Körper und Seele auch ist, falsche Muskelbeanspruchungen führen leicht zu schmerzhaften Verhärtungen. Massagen und Bäder mit Teebaumöl lockern die Verspannungen auf sanfte Art.

Muskelschmerzen entstehen meist durch zwei unterschiedliche Ursachen:
- Körperliche Beanspruchung, wie beispielsweise Sport, schwere körperliche Arbeit und ständig sitzende Tätigkeit
- Psychischen Streß

Im zweiten Fall treten Schmerzen besonders im Nacken- und Schulterbereich auf. In beiden Fällen kann Teebaumöl hilfreich sein, da es über analgetische (schmerzlindernde) Eigenschaften verfügt.

Muskelschmerzen: Behandlung mit Teebaumöl

Massage
Vermischen Sie Oliven-, Mandel- oder Avocadoöl (aus der Apotheke) mit Teebaumöl (Mischungsverhältnis: neun Tropfen Teebaumöl auf einen Eßlöffel Pflanzenöl), und massieren Sie die schmerzenden Stellen sanft damit ein.

Direkte Anwendung
Wenn die Muskeln sehr angespannt und verhärtet sind, können Sie die Stellen auch mit reinem Teebaumöl massieren.

Vollbad
Ein heißes Bad, dem acht bis zehn Tropfen reines Teebaumöl zugesetzt sind, ist ein einfacher und wirksamer Weg, um die Muskeln zu entspannen und eine sofortige Schmerzlinderung zu bewirken.

Kompressen
Besonders wirksam sind auch heiße Kompressen, die auf die schmerzenden Stellen aufgelegt werden. Wringen Sie ein Gästehandtuch oder einen Waschlappen nach dem Eintauchen in heißes Wasser aus, träufeln Sie einige Tropfen reines Teebaumöl darauf, und lassen Sie die Kompresse bis zum Abkühlen auf den schmerzenden Stellen liegen.

Vorbeugung
Reiben Sie vor und nach jeder körperlichen Anstrengung die Muskeln mit einigen Tropfen reinem Teebaumöl ein.

Nagelbettentzündung (Paronychia)

Hierbei handelt es sich um eine Infektion an Fuß- und Fingernägeln durch Bakterien oder Pilze. Sie wird häufig durch den Kontakt mit scharfen Reinigungsmitteln begünstigt.

Verlauf der Erkrankung

Die Veränderung der Nägel und die Entzündung des Nagelbetts sind sehr schmerzhaft:

- Die Patienten werden an den befallenen Stellen äußerst druckempfindlich und vermeiden jede Berührung und Bewegung.
- Die Nagelhaut unter der Hornhaut entzündet sich.
- Der gesamte Nagel rötet sich und wird rissig (bei Pilzbefall).
- Manchmal kommt es zur Verdickung des Nagels an einer Stelle, die sich dann ausweitet.
- In schlimmen Fällen bricht er auf, wellt sich, fällt aus oder muß vom Arzt gezogen werden.

Pilze sind häufig die Ursache der schmerzhaften Entzündungen des Nagelbetts. Im schlimmsten Fall muß der ganze Nagel gezogen werden. Mit Teebaumöl können Sie die Ausweitung dieser Entzündung verhindern.

Mit Teebaumöl gegen die Pilze

Obwohl der Infektionsherd meistens unter den Nägeln liegt, kann zur Behandlung Teebaumöl wegen seiner durchdringenden antibakteriellen und fungiziden (pilzbekämpfenden) Eigenschaften wirkungsvoll eingesetzt werden.

Fingernägel und Nägel der kleinen Zehen heilen relativ schnell, während der umfängliche und dickere Nagel am großen Zeh und auch der Daumennagel längere Zeit brauchen.

Nagelbettentzündung: Behandlung mit Teebaumöl

Nagelbad

Nehmen Sie täglich Nagelbäder in etwas angewärmtem Oliven-, Mandel- oder Avocadoöl (aus der Apotheke), dem Sie einige Tropfen reines Teebaumöl zugesetzt haben.

Direkte Anwendung

Dreimal täglich einige Tropfen reines Teebaumöl ins Nagelbett einmassieren. Wiederholen, bis die Infektion abklingt.

Nebenhöhlenentzündung (Sinusitis)

Symptome der einseitigen Entzündung

Der Übergang vom einfachen Schnupfen zu einer Nebenhöhlen- entzündung ist deutlich zu bemerken: Klopfender Schmerz und Eiterbildung lassen keinen Zweifel auf- kommen.

Die Nebenhöhlen (Kieferhöhle, Stirnhöhle usw.) können einzeln oder gemeinsam erkranken. Meistens besteht eine einseitige Entzün- dung, die sich nach Schnupfen, Mandelentzündung, Grippe, Schar- lach oder Zahnfäule entwickelt. Die Symptome sind einseitiger Schnupfen mit eitriger Absonderung, klopfende Schmerzen am Oberkiefer und an den Zähnen (bei Kieferhöhlenentzündung), hinter und über den Augen (bei Stirnhöhlenentzündung), Schmerzempfind- lichkeit gegen Druck, manchmal Fieber und allgemeine Mattigkeit.

Wenn die Entzündung chronisch wird

In chronischen Fällen findet man reichlich Eiterabsonderung aus der Nase, gelegentlich Schmerzen, beim Bücken bemerkbar werdenden üblen Geruch (Kieferhöhleneiterung), Schleimabfluß in den Rachen, Räuspern und Neigung zur Heiserkeit. Die chronische Nebenhöhlen- entzündung verursacht oft Schleimhautpolypen in der Nase.

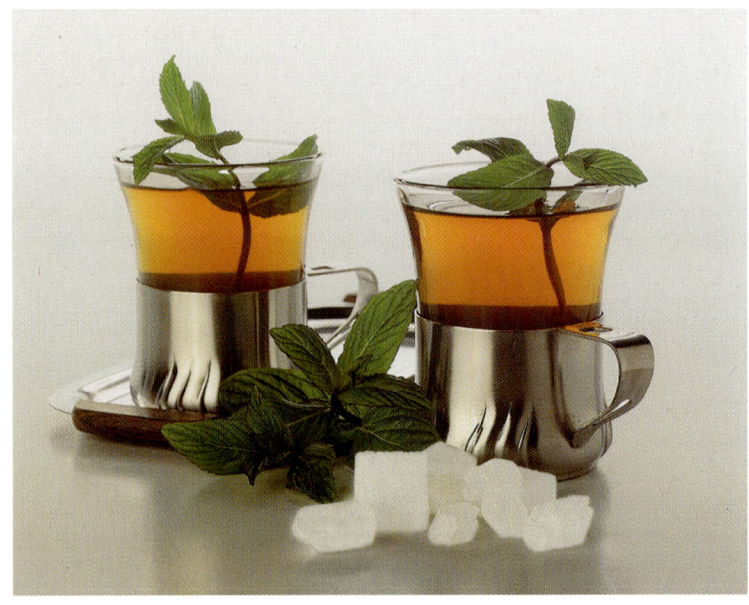

Sorgen Sie bei Nebenhöhlenent- zündungen für eine ausreichende Flüssigkeitszufuhr! Trinken Sie minde- stens zwei Liter Kräutertee pro Tag, damit sich der zähe Schleim in den Nebenhöhlen ver- flüssigen und leich- ter abfließen kann.

138

Möglicherweise eine Allergie?

Diese Erkrankung ist zwar häufig eine Folge von Erkältungen, kann aber auch durch Allergien verursacht werden, besonders gegen Gluten (Eiweißbestandteil des Weißmehls) und Kuhmilchprodukte. Nebenhöhlenentzündungen können schwere Folgeinfektionen hervorrufen – vor allem Ohrenentzündungen und, in seltenen Fällen, die gefährliche Hirnhautentzündung. In Zweifelsfällen sollten Sie deshalb unbedingt den Arzt aufsuchen!

Nebenhöhlenentzündung: Behandlung mit Teebaumöl

Vollbad
Geben Sie acht bis zehn Tropfen reines Teebaumöl in das warme Badewasser.

Dampfbad
Geben Sie fünf Tropfen reines Teebaumöl in eine Schüssel mit dampfend heißem Wasser. Inhalieren Sie fünf bis zehn Minuten lang. Halten Sie dabei die Augen geschlossen, weil das Teebaumöl die Augen reizen könnte. Wiederholen Sie die Inhalation zwei- bis dreimal täglich.

Direkte Anwendung
Verreiben Sie einige Male täglich ein bis zwei Tropfen reines Teebaumöl auf Stirn und Nase.

Aromatherapie
Lassen Sie einige Tropfen Teebaumöl in Ihrem Schlafzimmer verdunsten – im Luftbefeuchter, in einer Duftlampe oder in einem Schälchen mit heißem Wasser.
Geben Sie einige Tropfen reines Teebaumöl auf ein Taschentuch, und inhalieren Sie den Duft mehrmals täglich.

Weitere Maßnahmen
• Manche Lebensmittel können Infektionen verschlimmern (oder sogar hervorrufen). Testen Sie deshalb – durch Weglassen in Ihrem Speiseplan –, ob Sie überempfindlich sind gegen Kuhmilch und Weizenprodukte.
• Machen Sie zur allgemeinen Stabilisierung des Immunsystems eine Kur mit Knoblauchkapseln.

Manchmal verursachen kranke und faule Zähne eine Nebenhöhlenentzündung. Lassen Sie deshalb regelmäßig Ihre Zähne vom Zahnarzt überprüfen.

Ohrenschmerzen

Eine Begleiterscheinung vieler Infektionskrankheiten sind Ohrenschmerzen, die mitunter sehr quälend sein können. Mittelohrentzündungen müssen bei Einhaltung strenger Bettruhe unbedingt auskuriert werden.

Ohrenschmerzen können vielfältige Ursachen haben, denen der Fachmann nachgehen muß, um bleibende Schäden an dem empfindlichen Gehörorgan zu vermeiden. Deshalb unbedingt zum Arzt!
Der Grund für Ohrenschmerzen bei Kindern ist oft eine Mittelohrentzündung. Zu dieser kommt es mitunter durch akute Erkältungen, meistens aber im Zusammenhang mit nicht ganz ausgeheilten Mandelentzündungen. Auch bei Infektionskrankheiten wie Masern und Scharlach sowie bei Nasenpolypen sind Mittelohrentzündungen häufig. Seltener entstehen sie durch Zugluft oder kalte Füße.

Symptome und Verlauf

Symptome einer Mittelohrentzündung sind Fieber, heftig stechende Ohrenschmerzen und vorübergehende Schwerhörigkeit. Die heftigen Schmerzen entstehen dadurch, daß Eiter im Mittelohr eingeschlossen ist und keinen Abfluß findet. Gelingt es dem Eiter durchzubrechen – bei Nichtbehandlung ist dies bei 10 bis 20 Prozent der Erkrankungen der Fall –, hören die Schmerzen schnell auf. Ohne Durchbruch verschwinden sie meistens nach ein bis zwei Tagen.
Zur Vorbeugung gegen Mittelohrentzündung sollten Sie alle Erkältungs- und Infektionskrankheiten gut ausheilen lassen – wann immer möglich, ohne Antibiotika.

Ohrenschmerzen: Behandlung mit Teebaumöl

- Reiben Sie die Ohrmuschel mit Teebaumöl ein.
- Erwärmen Sie etwas Oliven-, Mandel- oder Avocadoöl zusammen mit drei oder vier Tropfen Teebaumöl im Wasserbad (nicht kochen!). Mit einer Pipette etwas körperwarmes Öl in das schmerzende Ohr träufeln und anschließend mit einem Wattebausch verschließen, damit keine Zugluft an das Ohr kommt. Die Behandlung mehrmals täglich wiederholen.

Weitere Maßnahmen
- Bei Mittelohrentzündung unbedingt strenge Bettruhe
- Bei hohem Fieber (über 39 °C) ableitende Wadenwickel

Rheumatismus

Rheumatismus, Arthritis oder Gicht?

Der Begriff »Rheumatismus« wird in der Medizin zur Beschreibung einer ganzen Reihe von Beschwerden verwendet, die Schmerzen in den Muskeln oder Gelenken verursachen, einschließlich der verschiedenen Formen von Arthritis und Gicht.

Meist werden jedoch Muskelschmerzen mit Rheumatismus bezeichnet, während Arthritis und Gicht mit Schmerzen in den Gelenken verbunden werden.

Ursachen von Rheumatismus

Zu den wichtigsten Ursachen des Rheumatismus zählen:

- Kranke Zähne
- Abgestorbene Zähne
- Ernährungsfehler
- Unterkühlungen des Körpers
- Schleimhautentzündung
- Chronische Mandelentzündung
- Chronisch kalte Füße
- Erbanlagen

Steter Gifttropfen führt zu Rheuma

Von chronischen Eiterherden, die keine Beschwerden zu verursachen brauchen, dringen immer wieder kleine Mengen von Bakteriengiften oder Bakterien in den Kreislauf ein. Einen einmaligen oder kurzen Angriff solcher Giftstoffe überwindet der Körper problemlos. Wird das Abwehrsystem jedoch von einem zwar schwachen, aber stetigen Giftstrom andauernd herausgefordert, dann reagiert es immer empfindlicher. Eines Tages führen die Giftmengen zur Überreaktion – die äußerst schmerzhafte rheumatische Entzündung ist da.

Rheuma findet im Bindegewebe statt

Der Ort, an dem sich die rheumatischen Entzündungen abspielen, ist das Bindegewebe, dem außer seiner Stützfunktion wichtige Aufgaben der Infektabwehr zukommen. Da das Bindegewebegerüst als ein Gespinst von großer Feinheit allen Organen des Körpers Form und Halt gibt, also auch in allen Organen vorkommt, können praktisch alle Teile des Körpers rheumatisch erkranken. So kennen wir einen Rheumatismus der Gelenke, der Wirbelsäule, der Muskulatur, der Haut, der Blutgefäße, des Herzens usw.

Häufen sich in Ihrer Familie rheumatische Erkrankungen, dann ist Vorsicht geboten. In diesem Fall könnten auch Sie die Anlage zu einer solchen Erkrankung in Ihren Genen tragen.

Verlauf der Krankheit

Ein Häuschen auf einer Südseeinsel wäre ein Traum! Vor allem rheumakranke Menschen leiden verstärkt unter der naßkalten Witterung in unseren Breiten.

Rheumatische Entzündungen können heftig und fieberhaft verlaufen oder sich als ein langsam glimmendes und gelegentlich aufflackerndes Feuer chronisch hinziehen.

Klingt der einzelne Entzündungsvorgang ab, so hinterläßt er eine Narbe. Schrumpfende Narben machen einen wesentlichen Teil des Gewebeschadens aus, den der Rheumatismus hinterläßt und der zum Verlust wichtiger Organfunktionen führen kann. Die langwierigen rheumatischen Gelenkentzündungen können zur Versteifung führen durch Schrumpfung von Gelenkkapseln oder Sehnen.

Wenn schon ein Wetterumschwung zur Belastung wird ...

Die Beschwerdebilder des Rheumatismus können, wie sich aus dem Sitz der hauptsächlichsten Krankheitsherde ergibt, äußerst mannigfaltig sein. In den Anfängen der Erkrankung sind vielleicht nur

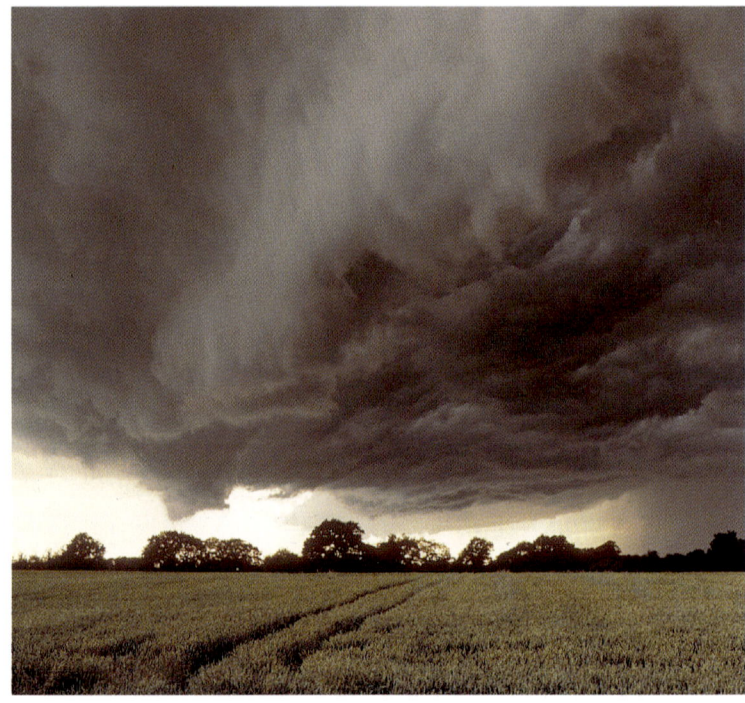

Viele Rheumapatienten spüren einen drohenden Wetterwechsel als Reißen und Ziehen in ihren kranken Muskeln und Gelenken.

schwer zu deutende Schwankungen im Allgemeinbefinden vorhanden, periodisch auftretende Müdigkeit, Niedergeschlagenheit, Unlust, Erschöpfung, Neigung zu Hand- und Fußkühle, Schwere in den Gliedmaßen. Es entwickelt sich auch bei zuvor Unempfindlichen eine unangenehme Abhängigkeit von Wettereinflüssen, Abkühlungen, Zugluft und Nässe. Kleine Katarrhinfekte verlaufen mit stärkeren Allgemeinbeschwerden als zuvor.

... und es überall reißt und zieht

Reißende Schmerzen in Gelenken und Muskeln, rote, geschwollene Gelenke, Rückenschmerzen, steife Knie und viele andere Beschwerden können auf eine rheumatische Erkrankung hinweisen. Um bei einer solchen Krankheit eine genauere Diagnose zu stellen und herauszufinden, welche Mittel am besten geeignet sind, sollten Sie sich von einem Arzt untersuchen lassen.

Kälte und Bewegung als Therapie

Die speziellen Beschwerden richten sich nach dem jeweiligen Befall der Organe. Dem Rheumatismus ist eine ausgesprochene Neigung zu Rückfällen eigentümlich. Rheumatiker fürchten jederzeit den sogenannten Schub, die akute Entzündung, bei der die Schmerzen unerträglich werden und die betroffenen Körperteile unbeweglich sind.

Kälte: Bei der Behandlung von Rheuma ist man inzwischen dazu übergegangen, statt mit der traditionellen Wärmebehandlung genau gegenteilig zu verfahren: Auf die entzündeten Stellen werden Eispackungen gelegt, um die Schwellungen zu verringern.

Bewegung: Wichtig ist die Bewegung. Die betroffenen Stellen sollten so oft wie möglich bewegt werden – gegen den Schmerz, der dadurch entsteht. Man will dadurch verhindern, daß die Knochenhaut am Knochen antrocknet, wodurch gebildete Abwehrstoffe weiterhin den Knochen angreifen und ihn geradezu durchlöchern würden.

Stellen Sie sich dem Feind! Statt bei Rheuma die verhaßten Widersacher Kälte und Bewegung zu meiden, sollten Sie ihnen die Stirn bieten, auch wenn dies ein schmerzhafter Weg ist. Hier ist Disziplin gefragt.

Disziplin und Willenskraft vonnöten

Beim Kampf gegen das Rheuma sind Disziplin und Willenskraft die wichtigsten Hilfsmittel. Entgegen der Neigung stillzuhalten, wenn eine Bewegung schmerzt, muß der Rheumakranke dauerhaft die Bewegung und den damit verbundenen Schmerz suchen.

Rheumatismus: Behandlung mit Teebaumöl

- Neben dem Eis ist auch Teebaumöl ein durchaus effizientes Hilfsmittel. Wegen seiner schmerzstillenden (analgetischen) Eigenschaft trägt Teebaumöl dazu bei, die rheumatischen Schmerzen zu lindern. Außerdem verbessert Teebaumöl die Blutzirkulation an den betroffenen Stellen und erhöht außerdem die Beweglichkeit.
- Wenn Sie die schmerzenden Stellen mit Teebaumöl einreiben, erreichen Sie dreierlei: Abschwellung, Entzündungshemmung und Schmerzlinderung.

Vollbad

Eine sofortige Linderung bringt oft auch ein warmes Vollbad. Geben Sie acht bis zehn Tropfen reines Teebaumöl ins warme Badewasser.

Massagen

Massagen regen den Kreislauf an und unterstützen die Ausschwemmung der schmerzverursachenden Giftstoffe. Vermischen Sie 30 Tropfen reines Teebaumöl mit 50 Milliliter Oliven-, Mandel- oder Avocadoöl. Die Mischung in eine dunkle Flasche abfüllen und zweimal täglich die schmerzenden Stellen damit massieren. Vor Gebrauch gut durchschütteln.

Weitere Maßnahmen

- Da Rheumatismus durch eine Anhäufung von Giftstoffen im Organismus verschlimmert wird, sollten Sie über eine Ernährungsumstellung nachdenken.
- Essen Sie möglichst wenig tierisches Eiweiß.
- Reichern Sie dagegen Ihren Speiseplan mit viel Rohkost, also Obst und Gemüse, an.
- Achten Sie auf die Gesundheit Ihrer Zähne.
- Schränken Sie Ihren Alkohol- und Nikotinverbrauch ein.
- Unterstützen Sie die natürlichen Abwehrkräfte des Organismus durch eine naturgemäße, abhärtende Lebensweise:
Viel Bewegung in frischer Luft
Trockenbürsten der Haut
Wechselwarme Duschen

Bei Rheumatismus ist es mit einer Behandlung der Entzündungen nicht getan. Diese Erkrankung läßt auf eine Einlagerung von Giftstoffen im Organismus schließen. Überprüfen Sie deshalb also unbedingt Ihre Ernährungsgewohnheiten!

Schuppenflechte (Psoriasis)

Bei Schuppenflechte handelt es sich um eine nicht ansteckende Hautkrankheit, über deren Ursache noch sehr wenig bekannt ist. Oft ist eine erbliche Bereitschaft vorhanden. Meistens bricht die Krankheit im jugendlichen Alter aus.

Nach dem Ekzem ist die Schuppenflechte die häufigste Hautkrankheit in Westeuropa – etwa zwei Prozent der Bevölkerung sind von Ekzemen betroffen.

Vielfältige Auslöser der Krankheit

Der Ausbruch der Erkrankung wird durch Infekte, Hautschädigungen, Stoffwechselstörungen und hormonelle Veränderungen gefördert. Oft sind auch Streß und emotionale Probleme der Auslöser. Auch Lebensmittelallergien, Vitaminmangel und Umwelteinflüsse können zu diesem Problem beitragen.

Die Krankheit besteht in einer gesteigerten Neubildung und Abschuppung der Epidermis (Oberhaut), die vermutlich durch eine Störung des Zellstoffwechsels hervorgerufen wird.

Symptome der Schuppenflechte

Auf der Haut entstehen flache, scharf begrenzte, unregelmäßig geformte, teilweise juckende rötliche Herde, die mit silbrigen, leicht abkratzbaren Schuppen bedeckt sind. Unter den Schuppen, die beim Kratzen deutlicher hervortreten, liegt ein feines Häutchen, nach dessen Entfernung punktförmige Blutungen auftreten. Besonders betroffen sind Knie und Ellenbogen, Brust und Rücken, die behaarte Kopfhaut und die Fingernägel.

Heilmittel der Schulmedizin

Die Behandlung, die allerdings Rückfälle nicht verhindern kann, besteht in einer Erweichung und Ablösung der Schuppen durch Bäder und Salizylsalben, äußerliche Anwendung teerhaltiger Präparate und ultravioletter Bestrahlung.

Auch Teebaumöl ist kein Heilmittel gegen die Schuppenflechte. Es lindert jedoch die Hautreizung und hemmt die Entzündung, hilft gegen den Juckreiz und beschleunigt den Heilungsprozeß.

Die Augen sind das Fenster zur Seele! Obwohl dies zweifellos richtig ist, zeigen sich seelische Probleme auch häufig an der Haut. Sind entsprechende Anlagen vorhanden, kann der Organismus unter Streß sogar mit Schuppenflechte reagieren.

Bei der Behand-
lung von Schup-
penflechte steckt
die Schulmedizin
leider noch in den
Kinderschuhen.
Wenn Sie jedoch
die Krank-
heitssymptome
mildern wollen,
kann eine Anwen-
dung des Tee-
baumöls sehr
nützlich sein.

Schuppenflechte: Behandlung mit Teebaumöl

Vollbad
Geben Sie acht bis zehn Tropfen Teebaumöl ins Badewasser.

Lotion
Mischen Sie 50 Milliliter Oliven-, Mandel- oder Avocadoöl mit 30 Tropfen reinem Teebaumöl. Die Mischung in einer dunklen Flasche aufbewahren und vor Gebrauch gut schütteln. Zweimal täglich auf die betroffenen Hautstellen auftragen.

Weitere Maßnahmen
● In vielen Fällen helfen Sonnenbäder. Diese sollten allerdings nicht zu lange ausgedehnt werden, da durch das immer größer werdende Ozonloch auch die Gefahr von Hautkrebs wächst.
● Bewährt haben sich Bäder, denen man Salz aus dem Toten Meer zusetzt.

Soor

Pilzerkrankungen – Folge der Antibiotika?

Bei Soor handelt es sich um eine ansteckende Erkrankung vor allem im Genitalbereich, die durch Hefepilze (Candida albicans) verursacht wird. Soor breitet sich in unserer Zeit immer mehr aus. Möglicherweise steht die Häufung der Fälle im Zusammenhang mit der zunehmenden Verordnung von Antibiotika und Kortikoiden (Hormonpräparaten). Beide greifen tief in die Stoffwechselprozesse des Körpers ein und können das Immunsystem schwächen, welches sich dann der Hefepilze nicht mehr zu erwehren weiß.

Folgende Personengruppen leiden heutzutage vermehrt unter Soor:
● Übergewichtige
● Säuglinge und Kleinkinder
● Zuckerkranke
● Menschen mit allgemein geschwächter Konstitution
● Frauen, deren Hormonhaushalt entweder durch eine Schwangerschaft oder durch die Einnahme der Pille aus dem Gleichgewicht geraten ist

Symptome von Soor

Der Hefepilz Candida albicans setzt sich mit Vorliebe an warmen und feuchten Körperregionen fest, also in Hautfalten, in der Genitalregion, am Gesäß und unter den Brüsten. Bei Frauen ist die Scheide der häufigste Infektionsherd mit den typischen Symptomen Juckreiz, Entzündung und milchig-weißer Ausfluß.

Der Anfall dauert gewöhnlich nur wenige Tage. Der Windelausschlag der Säuglinge kann ebenfalls von Hefepilzen verursacht werden, oder sie stecken sich mit dem Pilz an, wenn sie im Verlauf der Geburt die Scheide passieren. Bei Männern löst der Hefepilz eine Entzündung und Rötung von Eichel und Vorhaut aus.

Schwangere sollten bei einer Scheideninfektion mit Ausfluß unbedingt einen Arzt aufsuchen. Denn es besteht sonst die Gefahr, daß bei der Geburt das Baby angesteckt wird.

Teebaumöl gegen Soor

Teebaumöl ist für die Behandlung von Soor ideal, denn es wirkt stark fungizid (also pilzbekämpfend) und ist sanft zur Haut.

Soor: Behandlung mit Teebaumöl

Vollbad

Nehmen Sie täglich ein Bad, dem Sie acht bis zehn Tropfen reines Teebaumöl zugesetzt haben. Auch zur Vorbeugung.

Sitzbad

Geben Sie acht bis zehn Tropfen reines Teebaumöl in eine Schüssel mit warmem Wasser, und nehmen Sie fünf bis zehn Minuten lang ein Sitzbad.

Tampons

Stellen Sie eine Mischung aus 100 Milliliter destilliertem Wasser (aus der Apotheke) und 20 Tropfen reinem Teebaumöl her. In eine Flasche abfüllen und vor Gebrauch gut schütteln. Tränken Sie in dieser Mischung ein Tampon, und führen Sie es in die Scheide ein. Alle zwölf Stunden erneuern.

Salbe

Säuglinge sollten nicht mit reinem Teebaumöl behandelt werden. Verwenden Sie statt dessen eine Teebaumölsalbe, oder geben Sie etwas reines Teebaumöl unter das Babyöl.

Ansteckende Krankheiten wie Soor führen oft dazu, daß sich Sexualpartner ständig gegenseitig anstecken. Deshalb ist es unbedingt notwendig, die Behandlung »paarweise« durchzuführen.

Soor: Behandlung mit Teebaumöl

Weitere Maßnahmen

● Tragen Sie ausschließlich Unterwäsche aus Naturfasern (Baumwolle, Seide).

● Waschen Sie Ihre Unterwäsche separat von der anderen Wäsche, und setzen Sie dem Waschwasser einige Tropfen reines Teebaumöl zu.

● Verzichten Sie soweit wie möglich auf zucker- und stärkereiche Lebensmittel und auf Alkohol. So können Sie das Wachstum der Hefepilze einschränken.

● Bei Soor sollte auch der Sexualpartner an der Behandlung teilnehmen, um eine Wiederansteckung zu vermeiden.

Bitte beachten Sie

Obwohl es normal ist, bei der Anwendung von Teebaumöl ein Wärmegefühl auf der Haut zu verspüren, sollte die Behandlung mit Teebaumöl sofort abgebrochen werden, wenn es zu Hautreizungen kommt. Dann sollten Sie unbedingt zum Arzt gehen!

Warzen (Verrucae)

Warzen gehören zu den gutartigen Geschwülsten der Haut. Man unterscheidet:

● Gewöhnliche Warzen (Verrucae vulgares)
● Flachwarzen (Verrucae plantares)
● Dellwarzen (Molluscum coantagiosum)

Viruserkrankung Warzen?

Gewöhnliche Warzen sind verschieden große, harte Gebilde von graugelblicher Farbe mit höckriger Oberfläche, die ein blumenkohlartiges Aussehen annehmen können. Manchmal, besonders im Gesicht, kommt eine Stielbildung vor.

Für die Entstehung der Warzen machen die Forscher ein Virus verantwortlich, welches von der einen zur anderen Stelle übertragen werden kann.

Merkmale der Flach- und Dellwarzen

Die Flachwarzen treten immer gehäuft gruppenweise auf, besonders oft im Gesicht, an den Händen und den Fußsohlen. Sie sind rötlich-gelb gefärbt, erheben sich nur wenig als runde oder ungleichmäßig begrenzte Flecken über das Hautniveau und verschwinden oft ohne Behandlung und ohne Narben zu hinterlassen. Sie sind von einer Stelle des Körpers auf die andere übertragbar (beispielsweise beim Rasieren) und kommen in jedem Alter vor. Die Ursache ist wahrscheinlich ein Virus.

Dellwarzen sind feste bis erbsengroße Geschwülste, die vorwiegend im Gesicht ihren Sitz haben, in der Mitte gedellt sind und oft pickelartige, milchweiße bis rötliche Färbung annehmen. Verursacht werden die Dellwarzen ebenfalls durch ein Virus. Dieses bildet die sogenannten Molluscumkörperchen, d.h. den Inhalt der Dellwarze.

Besprechen oder wegschneiden?

Oft verschwinden Warzen von selbst – so schnell wie sie auftreten. Andererseits kann man sich nicht darauf verlassen. Darüber hinaus sind Warzen recht lästig – beispielsweise an den Fußsohlen.

Bevor Sie sich für die »härteren Maßnahmen« (z.B. chirurgischer Eingriff) entscheiden, versuchen Sie eine Behandlung mit Teebaumöl. Dieses ist auch im tieferliegenden Hautgewebe wirksam, so daß Sie damit das gewünschte Ergebnis erzielen können.

Um Warzen loszuwerden, gibt es zahlreiche und oft recht skurrile Methoden – von Zauberformeln aller Art über Schneckenschleim und Mondwasser bis hin zur radikalsten Behandlung: der operativen Entfernung. Teebaumöl ist sanft und erfolgreich.

Warzen: Behandlung mit Teebaumöl

Direkte Anwendung

Reiben Sie die Warze immer wieder mit einigen Tropfen reinem Teebaumöl ein. Nötigenfalls die Behandlung einige Wochen lang durchführen.

Weitere Maßnahmen

Viele Menschen schwören auf das sogenannte Besprechen der Warzen. Kennen Sie jemanden, der dies praktiziert, sollten Sie es auch mit dieser Methode versuchen: Schaden kann es auf keinen Fall. Das gilt auch für andere zweifelhafte Methoden wie Schneckenschleim bei Vollmond.

Windpocken (Varizellen)

Windpocken sind eine sehr ansteckende, aber harmlose Viruserkrankung, die durch Tröpfcheninfektion übertragen wird. Die Inkubationszeit – also die Zeit zwischen Ansteckung und Ausbruch der Krankheit – kann zwischen 12 und 21 Tagen dauern.

Symptome und Verlauf der Krankheit

Die Windpocken beginnen mit einem geringen Krankheitsgefühl, das von leichtem Fieber begleitet wird. Wichtigste Anzeichen sind die stecknadelkopf- bis linsengroßen Flecken, die bevorzugt im Gesicht und am Rumpf, aber auch an der Innenseite der Oberschenkel und auf der Kopfhaut erscheinen. Die Flecken vergrößern sich innerhalb eines Tages zu Wasserbläschen, umgeben von einem roten Hof. Die Bläschen trocknen nach ein bis zwei Tagen ab und bedecken sich mit einer dunkelbraunen Borke, die nach zwei bis drei Wochen abfällt. Narben bleiben dann nur zurück, wenn die Bläschen durch Aufkratzen infiziert wurden. Da der Ausschlag vier bis fünf Tage lang in Schüben erscheint, kann man nach wenigen Tagen auf der Haut ein buntes Bild von Windpocken in allen Entwicklungsphasen sehen.
Teebaumöl wirkt schmerzlindernd und schweißtreibend, bekämpft die Viren und stimuliert das Immunsystem. Es beschleunigt den Heilungsprozeß und lindert den Juckreiz.

Vor allem für Kinder ist es schwer, bei Windpocken nicht zu kratzen. Es besteht jedoch die Gefahr, daß sich die Bläschen entzünden und kleine Narben nach dem Abklingen der Krankheit zurückbleiben.

Windpocken: Behandlung mit Teebaumöl

Vollbad
Täglich ein- bis zweimal mit etwas Teebaumöl baden.

Aromatherapie
Während der Krankheitsdauer Teebaumöl im Krankenzimmer verdunsten lassen.

Weitere Maßnahmen
- Bettruhe ist nur notwendig, wenn das Kind fiebert.
- Kratzen ist unvermeidlich – und sei es im Schlaf. Deshalb die Hände mehrmals täglich waschen und die Fingernägel reinigen. Notfalls ziehen Sie Ihrem Kind leichte Handschuhe über.

Wundliegen

Bei längerer Bettlägerigkeit kommt es häufig zum Wundliegen. Meistens ist die Rückenhaut betroffen, die besonders empfindlich ist und sich häufig auch entzündet.

Wundliegen: Behandlung mit Teebaumöl

Massage

Vermischen Sie 100 Milliliter Oliven-, Mandel- oder Avocadoöl (aus der Apotheke) mit 30 Tropfen reinem Teebaumöl. In eine dunkle Flasche abfüllen und vor Gebrauch gut schütteln. Die betroffenen Stellen mehrmals täglich sanft mit dieser Mischung einmassieren. Die regelmäßige Massage mit dem Öl ist auch eine gute Vorbeugungsmaßnahme gegen das Wundliegen.

Zahnfleischentzündung (Gingivitis/Parodontitis)

Hauptursache der Zahnfleischentzündung sind bakterieller Zahnbelag und Zahnstein. Dies wiederum ist meistens die Folge von ungenügender Zahnpflege.

Wie Bakterien das Zahnfleisch angreifen

Die im Zahnbelag enthaltenen Bakterien bilden giftige Stoffe, die zunächst eine oberflächliche Entzündung am Zahnfleisch verursachen. Dadurch wird das Gewebe längerfristig geschwächt.

Das Zahnfleisch löst sich langsam vom Zahn und bildet sogenannte Zahnfleischtaschen, die ein idealer Aufenthaltsort für krank machende Keime sind. Es kann zu starken Blutungen und Schmerzen kommen.

Die ersten Anzeichen einer Zahnfleischentzündung sind gerötetes und schmerzendes Zahnfleisch. Es kommt leicht zu Zahnfleischbluten – beispielsweise beim Zähneputzen oder beim Biß in einen Apfel.

Machen Sie den Apfeltest! Beginnt Ihr Zahnfleisch schon beim Biß in einen knackigen Granny Smith zu bluten, so leiden Sie womöglich bereits an einer leichten Zahnfleischentzündung. Spätestens dann ist Teebaumöl angesagt.

151

Freiliegende Zahnhälse

Das Zahnfleisch liegt als schützende Schicht eng um die empfindlichen Zahnhälse. Zieht es sich aufgrund einer Entzündung zurück, kann der Genuß eiskalter Getränke zur Qual werden.

In chronischen Fällen zieht sich das Zahnfleisch schubartig zurück, so daß die Zahnhälse freiliegen und noch schmerzempfindlicher werden. Bei einer Zahnfleischentzündung besteht die Gefahr, daß durch die vielen eindringenden Keime das Zahnfleisch nachhaltig zerstört wird und seine Aufgabe, den Zähnen Schutz und Halt zu geben, nicht mehr erfüllen kann.

Zahnfleischentzündung: Behandlung mit Teebaumöl

Spülung

Geben Sie drei bis fünf Tropfen reines Teebaumöl in ein Glas warmes Wasser (gut verrühren!), und spülen Sie mehrmals täglich den Mund mit dieser Mischung.

Direkte Anwendung

Massieren Sie das entzündete Zahnfleisch mit einigen Tropfen reinem Teebaumöl. Den Mund danach gut ausspülen.

Zahnpasta

Verwenden Sie eine Zahnpasta mit Teebaumölzusatz.

Weitere Maßnahmen

- Putzen Sie täglich mindestens zweimal die Zähne, am besten nach jeder Mahlzeit.
- Reinigen Sie die Zahnzwischenräume sehr sorgfältig, entweder mit Zahnseide oder mit einem Zahnfleischstimulator (beides in der Apotheke erhältlich).
- Vitamin C erhöht die Abwehrkraft des Zahnfleisches gegen Bakterien. Essen Sie viel frisches Obst und Gemüse, vor allem Orangen, Zitronen, Paprika und Sauerkraut.
- Wenn Sie Ihrem Zahnfleisch etwas besonders Gutes tun wollen, dann essen Sie eine ganze Zitrone mitsamt dem Fruchtfleisch. Das Fruchtfleisch (und nicht der Fruchtsaft!) enthält Bioflavonoide, die zusammen mit dem Vitamin C für ein starkes und festes Bindegewebe sorgen. Mit zwei Zitronen pro Tag geht in 95 Prozent aller Fälle das Zahnfleischbluten weg.
- In schlimmeren Fällen sollten Sie Bierhefe zur Zinkversorgung einnehmen (erhältlich in Ihrer Apotheke).

Zahnschmerzen

Auch wenn Sie die Instrumente des Zahnarztes gar nicht lieben, sollten Sie den Zahnarzt regelmäßig aufsuchen. Denn Schäden an den Zähnen kann nur der Zahnarzt zuverlässig beheben. Je früher die Schäden erkannt werden, desto besser lassen sie sich reparieren.
Doch manchmal ist einfach eine schnelle Erste Hilfe erforderlich, beispielsweise bei überraschenden Zahnschmerzen. Hier hat sich das Teebaumöl gut bewährt, denn es wirkt nicht nur heilsam, sondern auch schmerzlindernd.

Zahnschmerzen: Behandlung mit Teebaumöl

Spülung
Geben Sie drei bis fünf Tropfen reines Teebaumöl in ein Glas warmes Wasser (gut verrühren!), und spülen Sie mehrmals täglich den Mund mit dieser Mischung.

Direkte Anwendung
Tupfen Sie einige Tropfen reines Teebaumöl – entweder mit dem Finger oder mit einem Wattebausch – direkt auf den schmerzenden Zahn und dessen Umgebung auf. Nach einer Weile den Mund ausspülen.

Weitere Maßnahmen
- Bei Kindern sind Zahnschmerzen oft nervös bedingt. Deshalb reagieren sie besonders gut auf psychologische Maßnahmen. Nehmen Sie Ihr Kind in den Arm, und streichen Sie sanft über die Wange.
- Eine sorgfältige Zahnpflege kann dazu beitragen, daß Zahnschmerzen gar nicht erst entstehen.

Wichtig ist die Ernährung
- Zuckerhaltige Limonaden und Süßigkeiten – besonders vor dem Schlafengehen, wenn man sich hinterher die Zähne nicht mehr putzt – tragen zum Zahnverfall und zur Entstehung von Zahnschmerzen bei.
- Nehmen Sie möglichst viel frisches Obst und Gemüse sowie Vollkornprodukte in Ihren Speiseplan auf.

Huckleberry Finn behandelte Zahnschmerzen einfach mit einer toten Katze. Wenn Sie aber zu sehr an Ihrem Haustier hängen, um diese Heilmethode auszuprobieren, dann ist eine Mundspülung mit Teebaumöl empfehlenswerter.

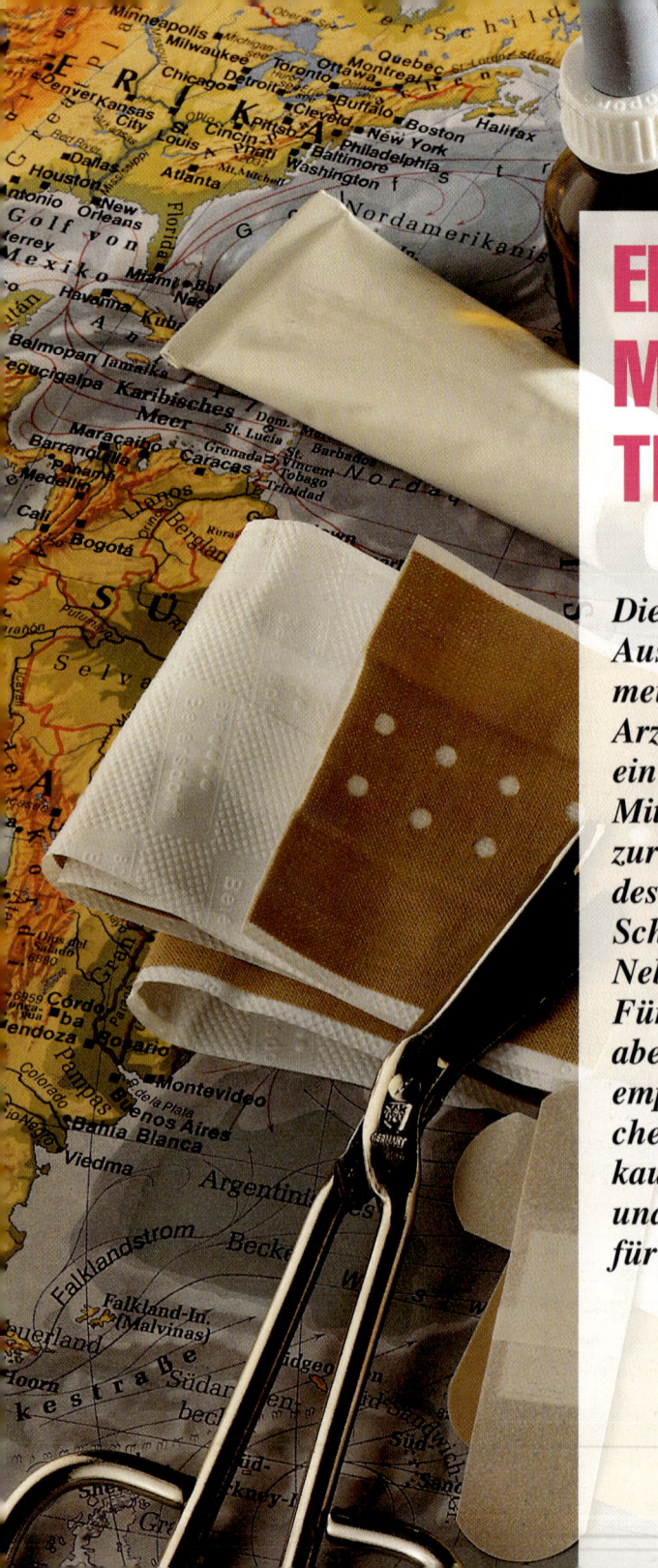

ERSTE HILFE MIT TEEBAUMÖL

Die ersten weißen Siedler in Australien befanden sich meist außer Reichweite eines Arztes. Daher griffen sie auf ein bewährtes Erste-Hilfe-Mittel der Ureinwohner zurück: Teebaumöl. Es desinfiziert, lindert Schmerzen und hat keine Nebenwirkungen.
Für Ihre Hausapotheke, aber auch für unterwegs empfiehlt sich ein Fläsch-chen Teebaumöl. Es nimmt kaum Platz weg, ist preiswert und ein gutes Medikament für die Erste Hilfe.

Teebaumöl in der Hausapotheke

Blasen

Wer sich jemals bei einer Wanderung Blasen gelaufen hat, weiß, wie schmerzhaft diese sein können. Teebaumöl ist bei der Behandlung ein wirksames Erste-Hilfe-Mittel, das den Schmerz lindert und einer Entzündung vorbeugt.

Pflaster

Geben Sie einige Tropfen reines Teebaumöl auf die Blase. Oder geben Sie einige Tropfen reines Teebaumöl auf das Pflaster, und überkleben Sie die Blase damit. Täglich erneuern.

Weitere Maßnahmen

Es ist wichtig, fußgerechtes Schuhwerk zu tragen. Neue Schuhe sollten vor einem größeren Fußmarsch »eingelaufen« werden.
Tragen Sie keine Synthetiksocken, da diese die Schweißproduktion an den Füßen erhöhen und so leicht zu Blasen führen können.

Wenn der Berg ruft, leiden viele Füße in falschen Schuhen und dann bald an Blasen. Achten Sie deshalb unbedingt auf bequemes Schuhwerk, bevor Sie zu größeren Wanderungen aufbrechen.

Blutegel und Zecken

Im Sommer werden sie wieder lästig: Blutegel und Zecken. Ein Spaziergang durch den Wald, über Wiesen und durch Gebüsch – und schon können Sie Opfer dieser Blutsauger geworden sein. Sowohl Blutegel als auch Zecken saugen sich in der Haut fest und lassen sich nur schwer entfernen. Auch hier kann Teebaumöl helfen.

Direkte Anwendung

Beträufeln Sie den Blutegel oder die Zecke sowie die umgebende Haut mit einigen Tropfen reinem Teebaumöl. Die lästigen Sauger fallen entweder von selbst ab oder lassen sich leicht entfernen. Außerdem wird gleichzeitig die Wundstelle desinfiziert, so daß sie schnell wieder abheilt.

Insektenstiche

Eine Handvoll Ameisen auf den Armen zu verreiben soll angeblich hilfreich bei rheumatischen Leiden sein. Ob Sie sich auf diese oder auf andere Weise schmerzhafte Ameisenbisse zugezogen haben – ein Bad mit etwas Teebaumöl lindert die Leiden.

Teebaumöl vertreibt nicht nur Insekten, sondern hilft auch gegen Stiche und Bisse, denn es lindert die Schmerzen und beugt Infektionen vor. Juckreiz und Schwellungen lassen unverzüglich nach, wenn nach einem Mückenstich oder Ameisenbiß Teebaumöl aufgetragen wird. Sogar bei den schmerzhaften Bienen- und Wespenstichen, bei Bissen von Flöhen, Tausendfüßlern und Spinnen bringt Teebaumöl Linderung.

Wichtiger noch: Teebaumöl hilft dabei, die betroffenen Stellen zu desinfizieren, so daß eine Entzündung vermieden wird.

Durch die Anwendung von Teebaumöl können Sie auch das Risiko einer allergischen Reaktion auf Insektengift eindämmen. Tragen Sie das Öl wiederholt auf, und massieren Sie es auch rund um die Wunde in die Haut ein. So kann seine tief ins Gewebe reichende Wirkkraft verhindern, daß das Insektengift in den Blutkreislauf gerät.

Insektenstiche: Behandlung mit Teebaumöl

Direkte Anwendung

Träufeln Sie als Erste Hilfe einige Tropfen reines Teebaumöl auf die schmerzende oder juckende Hautstelle, und verreiben Sie das Öl sanft.

Vollbad

Eine angenehm lindernde Wirkung hat auch ein warmes Vollbad, dem Sie acht bis zehn Tropfen reines Teebaumöl zugesetzt haben.

Muskelkater

Muskelkater ist die Folge einer Überbeanspruchung (einer großen oder ungewohnten Belastung) der Muskeln. Die Symptome von Muskelkater sind:

- Schmerzen in den Muskeln
- Verhärtung der Muskeln
- Neigung zum Muskelkrampf

Ursachen und Behandlung

Die Ursachen sind Entzündungs- und Schwellungsvorgänge aufgrund kleinster Faserrisse (sogenannte Mikrotraumen). Teebaumöl dringt auch in die tieferen Hautschichten ein und kann deshalb sehr gut dazu beitragen, verspannte Muskeln zu entspannen.

Wenn die Sonne im Frühjahr wieder strahlt, versuchen viele Menschen, ihren Winterspeck schnellstmöglich loszuwerden. Die Folge dieses plötzlich übertriebenen sportlichen Elans ist meist ein handfester Muskelkater. Dann ist Teebaumöl willkommen.

Muskelkater: Behandlung mit Teebaumöl

Vollbad
Geben Sie acht bis zehn Tropfen reines Teebaumöl ins warme Badewasser.

Massage
Vermischen Sie 100 Milliliter Oliven-, Mandel- oder Avocadoöl (aus der Apotheke) mit 20 Tropfen reinem Teebaumöl. In eine dunkle Flasche abfüllen, vor Gebrauch gut schütteln. Nach Bedarf in die schmerzenden Muskeln einmassieren.

Direkte Anwendung
Bei starken Beschwerden massieren Sie einige Tropfen reines Teebaumöl in die schmerzenden Muskelpartien ein.

Weitere Maßnahmen
* Wärme ist ein wichtiger Faktor bei der Behandlung von Muskelkater. Es empfiehlt sich, ein warmes Vollbad zu nehmen und danach gleich ins Bett zu gehen.
* Auch Bewegung ist ein gutes Mittel gegen Muskelkater. Die Bewegungen mögen zwar zunächst schmerzen, aber schon bald wird der Muskelkater deutlich gemildert sein.

Prellungen und Quetschungen

Bei Prellungen und Quetschungen kommt es nicht selten zu einem häßlichen und schmerzhaften Bluterguß. Dieser ist ein Zeichen für eine Blutung unterhalb des Hautgewebes. Sie wird verursacht durch eine Verletzung der Blutgefäße an Bändern, Sehnen, Muskeln oder Knochen – zumeist durch Einwirkung von außen (Schlag, Stoß oder ähnliches). Teebaumöl kann das Zellgewebe heilen. Deshalb ist es gut zur Behandlung geeignet.

> ## Prellungen und Quetschungen: Behandlung mit Teebaumöl
>
> ### Direkte Anwendung
> Wringen Sie einen Waschlappen oder ein Gästehandtuch in kaltem Wasser aus, und legen Sie die Kompresse auf die betroffene Stelle auf. Dann einige Tropfen Teebaumöl auftupfen.
>
> ### Weitere Maßnahmen
> Bei leichten Prellungen hilft meist sofortiges Kühlen mit kaltem Wasser oder Eis, um eine Anschwellung der geprellten Stelle zu verhindern. Bei mittleren und schweren Prellungen sollte der geprellte Körperteil ruhiggestellt werden. Es empfehlen sich kalte Umschläge und Eisbeutel.

Sonnenbrand

»Pack die Badehose ein!« Aber vergessen Sie nicht eine wirklich gute Sonnencreme mit möglichst hohem Sonnenschutzfaktor. Besonders Kinder sind sich der hohen UV-Belastung nicht bewußt und verbrennen sich schnell die Haut.

Der einfachste und wichtigste Schutz gegen Sonnenbrand ist ein langsames Gewöhnen der Haut an die Sonnenstrahlen. Dabei ist es sinnvoll, daß Sie sich nicht voll der prallen Sonne aussetzen, sondern mit einem T-Shirt und/oder einem Sonnenschirm etwas schützen. Anfänglich nur etwa zehn Minuten, dann von Tag zu Tag in längeren Intervallen der Sonne ausgesetzt, gewöhnt sich die Haut meistens rasch an die ultraviolette Bestrahlung.

Teebaumöl gegen Sonnenbrand

In warmen Klimazonen sollten Sie immer ein Fläschchen Teebaumöl in der Reiseapotheke haben – nicht zuletzt, weil dieses sehr wirksam bei Sonnenbrand ist. Wenn es rechtzeitig aufgetragen wird, kann es sofortige Erleichterung der Schmerzen bringen und Rötungen und Blasenbildung verhindern. Diese Behandlung so oft wie nötig wiederholen.

Zuallererst sollten Sie vor jedem Sonnenbad eine Sonnencreme mit möglichst hohem Sonnenschutzfaktor gebrauchen. Ist der Sonnenbrand aber schon da, dann sollten Sie sich so schnell wie möglich von einem Arzt behandeln lassen! Ein schwerer Sonnenbrand ist eine echte Verletzung, die Sie nicht unterschätzen sollten.

Sonnenbrand: Behandlung mit Teebaumöl

Vollbad

Linderung bringt oft schon ein lauwarmes Bad, dem acht bis zehn Tropfen reines Teebaumöl zugesetzt wurden.

Lotion

Vermischen Sie 100 Milliliter Oliven-, Mandel- oder Avocado-öl mit 20 Tropfen reinem Teebaumöl. In eine dunkle Flasche abfüllen, vor Gebrauch gut schütteln. Mehrmals täglich diese Mischung auf die betroffenen Hautstellen auftragen.

Vermischen Sie destilliertes Wasser mit reinem Teebaumöl (zwölf Tropfen Teebaumöl auf einen Eßlöffel Wasser), und tragen Sie diese Mischung auf die betroffenen Stellen auf. Wiederholen Sie diese Behandlung mehrmals täglich.

Direkte Anwendung

Bei schweren Verbrennungen tragen Sie einige Tropfen reines Teebaumöl direkt auf die betroffenen Stellen auf. Der Schmerz wird fast augenblicklich gemildert, auch Blasenbildung auf der Haut wird verhindert.

Salbe

Verwenden Sie eine fertige Teebaumölsalbe.

Splitter

Gerade beim Umgang mit Holz können sehr leicht Splitter in die Haut eindringen und sich dort entzünden. Aber auch Dornen, die bei der Gartenarbeit, beim Beerensuchen usw. in die Haut gelangen, können schmerzhafte Entzündungen hervorrufen. Hier wirkt Teebaumöl schmerzlindernd und verhindert eine Infektion der Wundstelle.

- Falls Sie den Splitter herausziehen konnten, geben Sie einige Tropfen reines Teebaumöl auf die Wundstelle. Mit Pflaster abdecken.
- Falls der Splitter sich nicht entfernen läßt und die Wundstelle zu eitern beginnt, bedecken Sie diese mit etwas in Wasser angerührter Heilerde, der Sie einige Tropfen Teebaumöl zugesetzt haben. Mit einer Mullbinde oder einem Pflaster abdecken und zwei Stunden lang einwirken lassen. Dann den Splitter mit einer Pinzette entfernen.

Nicht nur Schreiner kennen den unangenehmen Schmerz eingezogener Splitter. Um eine Infektion zu verhindern, sollten Sie die Wunde mit Teebaumöl desinfizieren.

Verbrennungen

Die Grade einer Verbrennung

Bei Verbrennungen unterteilt man die Brandwunden je nach Schwere in drei bzw. vier Grade. Der zweite Grad wird dabei in zwei Schwerestufen (2a und 2b) unterteilt.

Erster Grad: Die Haut ist stark gerötet und schmerzt leicht. Nach einiger Zeit löst sich die Oberhaut. Dies ist beispielsweise bei einem leichten Sonnenbrand der Fall.

Zweiter Grad: Auf den geröteten Hautstellen bilden sich Bläschen mit einer klaren Flüssigkeit. Die Schmerzen werden stärker. Die Bläschen brechen auf, die Flüssigkeit tritt aus. Abheilung mit Narben.

Dritter Grad: Die Haut verfärbt sich ins Schwärzliche. Das befallene Gewebe stirbt ab und muß notfalls durch eine Transplantation erneuert werden.

Schock bei schweren Verbrennungen

Backen, braten, bügeln, Fenster putzen – Sie brauchen keine Safari zu unternehmen, um sich Gefahren auszusetzen. Die Hausarbeit birgt eine Menge von Verletzungsrisiken wie Verbrennungen und Verbrühungen. Da sind Brandsalbe und Teebaumöl im Erste-Hilfe-Kasten vonnöten.

Bei Verbrennungen zweiten und dritten Grades treten oft als Nebenerscheinungen Fieberanfälle, Kreislaufbeschwerden und schockartige Zustände auf. Hier ist in jedem Fall eine umgehende ärztliche Behandlung erforderlich.

Teebaumöl verhindert Folgeinfektionen

Vor allem kleinere Brandwunden reagieren sehr gut auf die Behandlung mit Teebaumöl. Das Öl wirkt schmerzlindernd, verhindert Blasenbildung und beschleunigt den Heilungsprozeß. Auch kleinere Verbrennungen können sehr schmerzhaft sein. Unabhängig von ihrer Größe kann es leicht zu Folgeinfektionen kommen. Teebaumöl mildert das von Verbrennungen hervorgerufene Brennen, Ziehen und Pochen in der Wunde.

Über die schmerzlindernde Wirkung hinaus verhindert das Teebaumöl eine mögliche Infektion. Zudem dringt es in die verbrannte Haut ein und bewirkt auch in subkutanen Schichten – das sind die unteren Hautschichten – eine schnelle und umfassende Heilung. Nach Anwendung von Teebaumöl zur Behandlung von Verbrennungen und Verbrühungen ist die Narbenbildung auffällig gering.

Verbrennungen: Behandlung mit Teebaumöl

Direkte Anwendung

Die verbrannten Stellen sofort fünf bis zehn Minuten lang unter fließendes kaltes Wasser halten oder in kaltes Wasser tauchen. Dies verhindert Brandblasen.

Nach dem Trocknen einige Tropfen reines Teebaumöl auf die Brandwunde auftragen. Diese Behandlung dreimal täglich wiederholen, bis die Haut heilt.

Weitere Maßnahmen

Kleben Fetzen verbrannter Kleidungsstücke noch in der Haut, entfernen Sie diese bitte auf keinen Fall! Dadurch würde die Verletzung nur noch verschlimmert. Holen Sie einen Arzt!

Decken Sie Brandwunden nur mit einem sterilen Verband ab. Großflächige Verbrennungen – vor allem, wenn sie von Schock- zuständen begleitet sind – sollten sofort (not)ärztlich behandelt werden!

Verstauchungen

Bei einer Verstauchung ist es zu einer Überdehnung der Gelenkkapsel, zu Verletzungen der Gelenkbänder im Inneren des Gelenks oder auch zu einem Bluterguß im Gelenk gekommen. Symptome sind Schwellung des Gelenks und Schmerzen bei der Bewegung.

Verstauchungen: Behandlung mit Teebaumöl

Vollbad

Geben Sie acht bis zehn Tropfen reines Teebaumöl ins warme Badewasser. Ein solches Bad lindert den Schmerz.

Massage

Vermischen Sie 100 Milliliter Oliven-, Mandel- oder Avocado- öl mit 20 Tropfen reinem Teebaumöl. In eine dunkle Flasche abfüllen, vor Gebrauch gut schütteln. Die schmerzenden Stel- len mehrmals täglich sacht mit dieser Ölmischung massieren.

Weitere Maßnahmen

- Legen Sie einen feuchtkühlen Verband an, der eine Weiter- blutung im Gelenk verhindert.
- Lagern Sie das verletzte Glied hoch.

Sie können Ihre Kinder nicht immer vor Schürfwunden oder kleineren Verletzungen be- wahren. Allerdings sollten Sie ein Fläschchen Teebaumöl als Erste-Hilfe-Mittel in Ihrer Haus- apotheke haben.

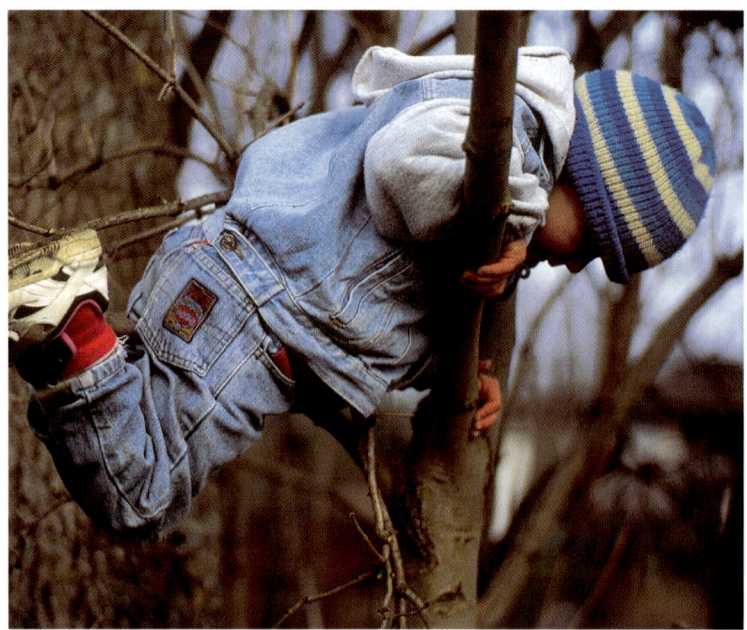

Wunden

Mütter von abenteuerlustigen Kindern halten oft schon im Hausflur eine Flasche Jod parat. Um das aufgeschürfte Knie oder sonstige Wunden behandeln zu können, ist Teebaumöl eine schonende und wirksame Alternative.

Abschürfungen, Kratzer, Schnittwunden sprechen in den meisten Fällen sehr gut auf die Behandlung mit Teebaumöl an, da dieses nicht nur antiseptisch ist, sondern auch analgetisch (schmerzlindernd). Außerdem wirkt das Öl auch sehr sanft und heilend auf die verletzte Haut ein. Aufgrund seiner Fähigkeit, organisches Gewebe zu durch- dringen, wirkt Teebaumöl bei der Wundbehandlung nicht nur auf der Hautoberfläche, sondern beseitigt auch in der Tiefe der Wunde Eiter und Schmutz. Somit hilft es, das Hautgewebe wiederherzustellen, ohne Narben zu hinterlassen.

Besonders bei verschmutzten und eiternden Wunden ist Teebaumöl ein empfehlenswertes Erste-Hilfe-Mittel! Es ist bemerkenswert, daß gerade in diesen Fällen Teebaumöl noch besser zu wirken scheint als an der Hautoberfläche. Dies ist insofern ungewöhnlich, als viele han- delsübliche Antiseptika bei eiternden Wunden entweder ihre Wirk- samkeit einbüßen oder sogar die Haut schädigen.

Sonderfall Bißwunden

Einen besonderen Fall der Hautwunden stellen die – meist durch Hunde verursachten – Bißverletzungen dar. Hundebisse sind nicht ungefährlich, da sie häufig zu Infektionen führen. Selbst bei bestehendem Tetanusimpfschutz sind Bißwunden gefährlich und können ziemlich schmerzhaft sein.

Behandlung mit Teebaumöl

Geben Sie einige Tage lang ein paar Tropfen reines Teebaumöl mehrmals täglich auf die Wunde. Setzen Sie diese Behandlung fort, bis die Wunde vollständig abgeheilt ist.

Der Hund, seit unseren Vorfahren ein treuer Gefährte des Menschen, kann sich schnell vom braven Bello in eine bissige Bestie verwandeln. Da Bißwunden schnell zu Infektionen führen, ist es wichtig, diese gründlich mit Teebaumöl zu desinfizieren.

Wunden: Behandlung mit Teebaumöl

Waschung

Waschen Sie die offene verschmutzte Wunde sanft mit lauwarmem Wasser aus, dem Sie einige Tropfen reines Teebaumöl zugesetzt haben.

Verband

Nach der Reinigung der Wunde einen Verband (Pflaster, Mullverband) auflegen, auf den Sie einige Tropfen reines Teebaumöl geträufelt haben. Verband alle 24 Stunden wechseln.

Direkte Anwendung

Mit einem Wattestäbchen oder mit den Fingerspitzen einige Tropfen reines Teebaumöl auf die gereinigte Wunde auftragen.

Weitere Maßnahmen

● Stark blutende Wunden sollten vor der Behandlung zunächst ausbluten – auch dies wirkt reinigend, da Schmutzteile so aus der Wunde herausgespült werden.

● Sollte es bei größeren Verletzungen trotz der Behandlung mit Teebaumöl zu einer Entzündung oder zu Wundbrand kommen, dann sollten Sie so schnell wie möglich einen Arzt aufsuchen. Dies gilt auch, wenn die Wunde so groß ist, daß sie genäht oder geklammert werden muß.

● Bei großen und unstillbar blutenden Wunden gilt: Sofort den Notarzt rufen!

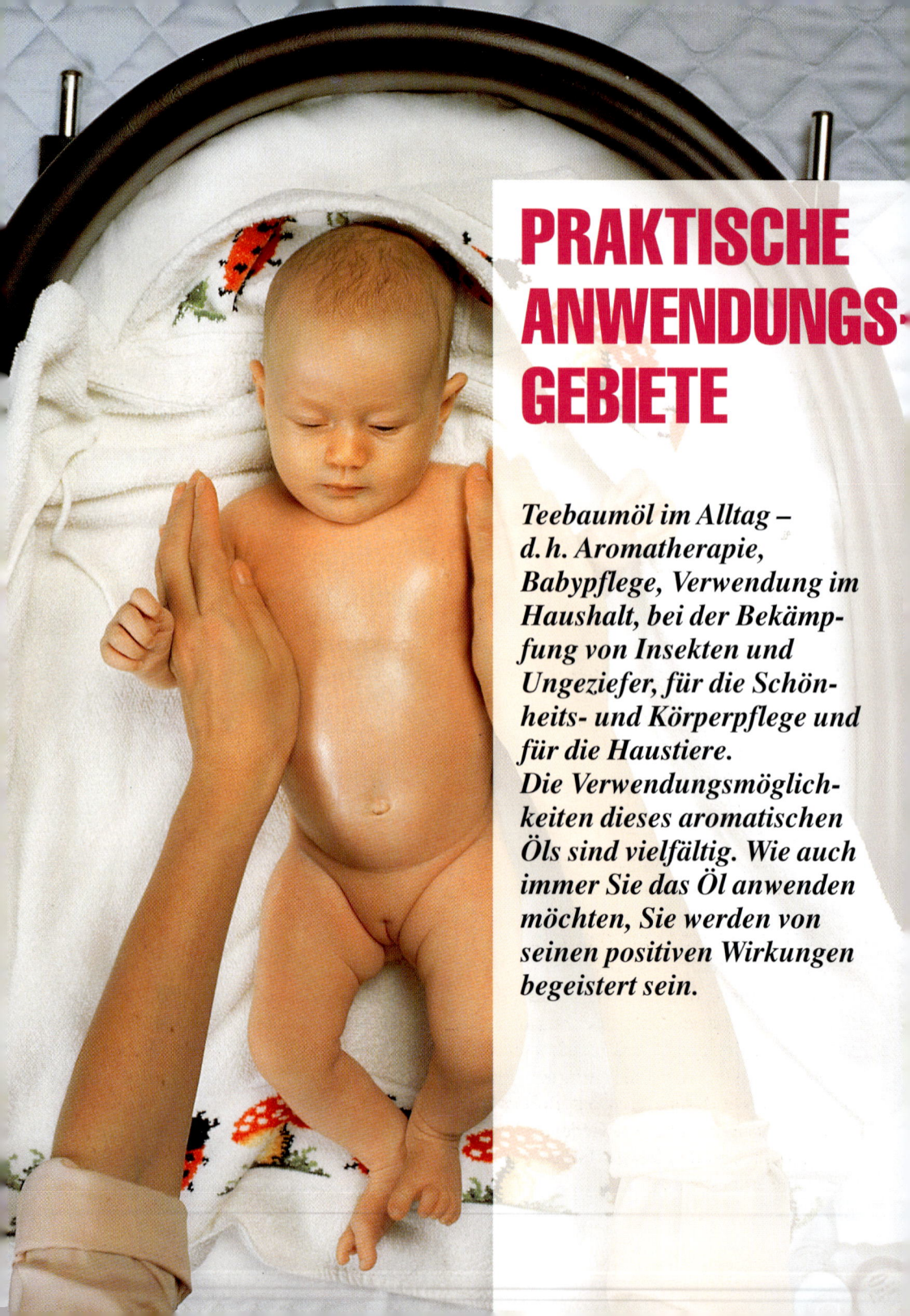

PRAKTISCHE ANWENDUNGS-GEBIETE

Teebaumöl im Alltag – d. h. Aromatherapie, Babypflege, Verwendung im Haushalt, bei der Bekämpfung von Insekten und Ungeziefer, für die Schönheits- und Körperpflege und für die Haustiere. Die Verwendungsmöglichkeiten dieses aromatischen Öls sind vielfältig. Wie auch immer Sie das Öl anwenden möchten, Sie werden von seinen positiven Wirkungen begeistert sein.

Teebaumöl im Alltag

Aromatherapie

Die Aromatherapie ist eine uralte Heilform, die schon von Ärzten im alten Griechenland und Ägypten angewendet wurde. Heute wird dieses Heilverfahren – auf der Suche nach alternativer Medizin – neu entdeckt.

Die Wirkung der Düfte

Düfte wirken einerseits sehr stark auf die Psyche des Menschen – anregend, entspannend, sogar gemütsaufhellend. Sie haben auch dann eine große Kraft, wenn sie kaum noch oder gar nicht mehr wahrgenommen werden, denn sie sprechen direkt das Unterbewußtsein an. Andererseits beeinflussen sie auch die Organe – etwa indem sie bei Erkältungskrankheiten schleimlösend und hustenberuhigend wirken.

»Gute Luft« ist gute Gesundheit

Schon die Ureinwohner Australiens wußten um die heilenden Kräfte, die von den Düften aromatischer Essenzen ausgingen. »Gute Luft« war für sie gleichbedeutend mit guter Gesundheit. Deshalb wurden bei den meisten körperlichen und seelischen Erkrankungen Räucherungen und Verdampfungen durchgeführt, bei denen neben Eukalyptus auch sehr oft Teebaumblätter verwendet wurden.

Teebaumöl in der Aromatherapie

Teebaumöl enthält »flüchtige« Düfte, die in der Aromatherapie zur Wirkung kommen. Deshalb ist dieses Öl besonders gut geeignet, um bei Erkältungskrankheiten verdampft zu werden. Darüber hinaus wirkt es auch gegen Viren und Bakterien, ist also zur allgemeinen Desinfektion des Haushalts geeignet.

Der berühmte Aromatherapeut Robert Tisserand nannte das Teebaumöl das aufregendste »wiederentdeckte« ätherische Öl, das sich deshalb auch in den letzten Jahren einen bedeutenden Platz in der Therapie erobert habe.

»Es liegt was in der Luft.« Aromatische Düfte wirken entspannend und wohltuend auf die Seele. Gleichzeitig sind sie wie der ätherische Duft des Teebaumöls ein hochwirksames Heilmittel bei Erkältungskrankheiten.

Teebaumöl macht den Kopf frei

Auf dem Schreibtisch stapelt sich die Arbeit, doch es geht einfach nicht voran. Wenn Ihre Konzentrations-fähigkeit gefordert ist, kann Teebaumöl Ihnen einen wahren Energieschub verleihen. Als Inhalation klärt und entspannt es Ihre Seele.

Teebaumöl wird bei Konzentrationsschwäche, Verwirrtheit und Entscheidungsunfähigkeit eingesetzt. Es soll das logische Denken und das zielgerichtete Handeln des Menschen unterstützen. Es hat eine klärende, reinigende Wirkung – ganz wörtlich, aber auch im übertragenen, geistigen Sinne. Außerdem wirkt Teebaumöl in der Aromatherapie gegen:

- Müdigkeit
- Schlaflosigkeit
- Depressionen
- Erregungszustände

Teebaumöl wirkt nicht nur auf den Organismus, sondern auch ausgleichend auf die Psyche. Deshalb kann es auch bei scheinbar gegensätzlichen Symptomen lindern.

Aromatherapie: Anwendung von Teebaumöl

Vollbad

Geben Sie acht bis zehn Tropfen reines Teebaumöl ins warme Badewasser. Das Bad wirkt entspannend.

Inhalation

Geben Sie fünf Tropfen reines Teebaumöl in eine Schüssel mit dampfend heißem Wasser, und inhalieren Sie bei geschlossenen Augen die aufsteigenden Dämpfe. Oder träufeln Sie einige Tropfen reines Teebaumöl auf ein Taschentuch, das Sie sich tagsüber immer wieder einmal vor die Nase halten. Beides ist eine gute Hilfe gegen Erkältungskrankheiten, beruhigt und belebt aber gleichzeitig auch die Psyche.

Massage

Vermischen Sie 100 Milliliter Oliven-, Mandel- oder Avocado-öl (aus der Apotheke) mit 20 Tropfen reinem Teebaumöl. In eine dunkle Flasche abfüllen, vor Gebrauch gut schütteln. Massieren Sie damit den ganzen Körper. Diese Behandlung dient der Muskelentspannung, Schmerzlinderung und Erfrischung.

Verdunstung

Geben Sie ein paar Tropfen reines Teebaumöl in den Luftbefeuchter Ihrer Heizung, in eine Duftlampe oder in eine kleine Schale mit dampfend heißem Wasser.

Babypflege

Wegen seiner desinfizierenden und keimhemmenden Eigenschaften ist Teebaumöl auch für die Babypflege hervorragend geeignet – vor allem, weil es so sanft auf die empfindliche Kinderhaut wirkt. Wichtig ist bei der Babypflege mit Teebaumöl, daß Sie folgende Vorsichtsmaßnahmen beachten:

- Verwenden Sie trotz der sanften Wirkung nie reines Teebaumöl für die Pflege und Behandlung der empfindlichen Babyhaut.
- Dosieren Sie das Teebaumöl besonders vorsichtig. Beachten Sie sorgfältig seine Verträglichkeit.
- Teebaumöl darf nie in Kontakt mit den Augen kommen! Vorsicht also vor allem beim Baden und Shampoonieren!

Ein Baby in der Familie bedeutet viel Freude, es fordert aber auch ein Höchstmaß an Umsicht und Sorge. In vielen Fällen bewährt sich das Teebaumöl in der Säuglingspflege, da es als Naturprodukt sanft und wirksam ist.

Milchschorf

Diese Hauterkrankung tritt vorwiegend bei jungen Babys (am häufigsten innerhalb der ersten drei Lebensmonate) auf und betrifft vor allem die Kopfhaut. Dort bildet die Haut fettige Schuppen.

Gefahr von Neurodermitis

Da dieser Ausschlag juckt und deshalb dem Baby viel Unruhe bereitet, sollten Sie sich um rasche Abhilfe bemühen, auch wenn er meistens nach einiger Zeit von selbst wieder verschwindet. Manchmal ist Milchschorf aber auch ein erstes Anzeichen einer Neurodermitis (allergische Hauterkrankung). Falls der Ausschlag also nicht so schnell verschwindet, suchen Sie Rat bei einem Arzt.

Milchschorf: Behandlung mit Teebaumöl

Kopfwäsche

Erwärmen Sie fünf Tropfen reines Teebaumöl mit einem Teelöffel Oliven-, Mandel- oder Avocadoöl (aus der Apotheke) im Wasserbad. Massieren Sie die Mischung sanft in die Kopfhaut des Babys ein, und lassen Sie sie fünf bis zehn Minuten lang einwirken. Danach mit Babyshampoo auswaschen.

Anfangs täglich anwenden, danach nur alle paar Tage.

Windelausschlag

Viele Babys leiden unter Windelausschlag, der durch die im Urin enthaltene Säure verursacht wird. Manchmal ist die Ursache auch Soor, mit dem die Kinder sich infiziert haben.

Windelausschlag: Behandlung mit Teebaumöl

Creme

Mischen Sie die Babypflegecreme mit reinem Teebaumöl (Mischungsverhältnis: ein Tropfen reines Teebaumöl auf einen Teelöffel Creme), und tragen Sie diese Creme auf.

Vollbad

Einen erneuten Ausschlag können Sie vermeiden, wenn Sie dem Badewasser regelmäßig eine Mischung von Pflanzenöl (Olivenöl, z. B. aus der Apotheke) und reinem Teebaumöl zusetzen. Beachten Sie folgendes Mischungsverhältnis:

Für Babys unter 18 Monate einen Tropfen reines Teebaumöl pro Teelöffel Olivenöl.

Für Kleinkinder über 18 Monate drei Tropfen reines Teebaumöl pro Teelöffel Olivenöl.

Weitere Maßnahmen

● Häufiges Windelwechseln ist wichtig, damit die empfindliche Haut des Babys nicht allzu lange der ätzenden Feuchtigkeit ausgesetzt ist. Es läßt sich nicht generell sagen, welche Windeln am besten sind – Mullwindeln oder Wegwerfprodukte.

● Setzen Sie dem Waschwasser für Windeln, Kleidung und Handtücher einige Tropfen reines Teebaumöl zu.

Aromatherapie für das Baby

Um die Luft im Kinderzimmer zu erfrischen und zu desinfizieren, geben Sie einige Tropfen reines Teebaumöl in eine Duftlampe oder in den Luftbefeuchter der Heizung. Oder stellen Sie einfach – außer Reichweite des Kindes – ein Schälchen mit dampfend heißem Wasser auf, dem Sie einige Tropfen reines Teebaumöl zugesetzt haben. Das ätherische Öl verbreitet dann seinen reinen Duft im ganzen Raum.

Teebaumöl im Haushalt

Guter Duft im Haus

In allen Haushalten treten Viren und andere Keime auf, die zunehmend zu Allergien und Erkrankungen führen können (z. B. durch Hausstaubmilben, Tierhaare).

Es ist sicherlich nicht erstrebenswert, einen keimfreien Haushalt zu führen, aber Teebaumöl kann dazu beitragen, Ihre häusliche Umgebung so gesund wie möglich zu gestalten. Denn Teebaumöl wirkt desinfizierend, es wehrt Insekten ab und bringt außerdem einen angenehm frischen Duft.

Mit Teebaumöl die Krankzeiten senken

Nicht ohne Grund wird das Öl in Australien häufig in Air-Conditioning-Anlagen verwendet, um die Ausbreitung von Bakterien und Pilzen zu verhindern. Eine australische Firma berichtete, daß nach einem solchen Einsatz von Teebaumöl sogar eine deutliche Abnahme der Fehlzeiten aufgrund von Grippe- und Erkältungskrankheiten zu verzeichnen war. Eine andere Firma stellte fest, daß der Einsatz von Teebaumöl das Wachstum der Schimmelbeläge an den Wänden sowie den muffigen Geruch vertrieb.

Besonders in Arztpraxen und Krankenhäusern ist dieses natürliche antiseptische Reinigungsmittel sehr zu empfehlen, ebenso in Saunen, Schwimmbädern, Solarien usw. Aber auch im häuslichen Bereich empfiehlt sich Teebaumöl besonders zur Reinigung und Desinfektion von Krankenzimmern.

Teebaumöl zur Wohnungsreinigung

Teebaumöl und Teebaumölprodukte haben auch im Haushalt wirkungsvoll reinigende, antiseptische und fungizide Eigenschaften, die sie zu einem wertvollen Ersatz für die schärfsten Reinigungsmittel machen. Der Vorteil ist, daß Teebaumöl die zu reinigenden Materialien nicht angreift und dennoch gründlich alle Bakterien, die sich im Haus – insbesondere im Bad, WC und Küchenbereich – finden lassen, gründlich beseitigt. Als reines Naturprodukt ist es zudem absolut umweltverträglich.

Es ist wichtig, die richtige Balance zwischen Hygiene und Behaglichkeit im Haushalt zu finden. Teebaumöl kann durch seinen angenehmen Duft und mit seinen antibakteriellen Eigenschaften einen erfreulichen Beitrag dazu leisten.

Anwendung von Teebaumöl im Haushalt

Teebaumöl ist ein ausgezeichneter Haushaltsreiniger. Schon mit wenigen Tropfen in den Wassereimer erzielen Sie gute Ergebnisse – natürlich und umweltschonend. Und Sie tun dabei viel für Ihre Gesundheit.

Einige Hersteller von Teebaumölprodukten bieten inzwischen eine ganze Palette von Reinigungsmitteln für den Haushalt auf der Basis des natürlichen Teebaumöls an, darunter: Haushaltsreiniger, Waschmittel, Geschirrspülmittel.

Diese Haushaltsreiniger sind nicht nur biologisch abbaubar, sondern auch wirksame antiseptische Mittel, die ohne Beeinträchtigung der Gesundheit einzusetzen sind.

Haushaltsreiniger

Setzen Sie dem Wischwasser für Fußböden und alle anderen Flächen bis zu 50 Tropfen reines Teebaumöl pro Eimer warmen Wassers zu. Vor Gebrauch gut verrühren.

Luftreiniger

Geben Sie einige Tropfen reines Teebaumöl in den Luftbefeuchter Ihrer Heizung, in eine Duftlampe oder einfach in ein Schälchen mit dampfend heißem Wasser. Das macht die Luft rein und frisch.

Waschmittelzusätze

● Bei Handwäsche bis zu 50 Tropfen reines Teebaumöl auf einen halben Liter warmes Wasser verwenden.

● Bei Maschinenwäsche setzen Sie die gleiche Menge einem Flüssigwaschmittel zu, bevor Sie dieses in die Maschine geben.

Beide Maßnahmen eignen sich hervorragend zur Desinfektion von Kleidungsstücken, Wäsche, Windeln usw. Außerdem werden dadurch die für viele allergische Reaktionen verantwortlichen Hausstaubmilben abgetötet.

Geruchskiller für Abwasserbehälter

In den Abwasserbehältern von Booten und Wohnmobilen bilden sich oft störende Gerüche, die durch den Zusatz von einigen Tropfen reinem Teebaumöl wirksam beseitigt werden können. So werden gleichzeitig Bakterien vernichtet, die auf dem engen Raum eines Bootes oder Wohnmobils gesundheitsbeeinträchtigend wirken könnten.

Teebaumöl gegen Insekten und Ungeziefer

Teebaumöl ist besonders gut geeignet für die Abwehr von Insekten und Ungeziefer. Nicht umsonst tränkten beispielsweise die australischen Teebaumschnitter ihre Strümpfe mit Teebaumöl, wenn sie in den westaustralischen Sümpfen arbeiteten – dadurch konnten sie erfolgreich die dort zahlreich auftretenden Blutegel abwehren. Auch für einen wirksamen Schutz vor schmerzenden Ameisenbissen empfiehlt sich Teebaumöl.

Teebaumöl schont die Umwelt
Wenn Sie mit Teebaumöl gegen die unerwünschten Tierchen vorgehen, bekämpfen Sie die Plagegeister mit einem sinnvollen Mittel, denn für die Umwelt, die Sie schonen wollen, ist es ungiftig. Für Sie selbst ist der Duft, wie auch die direkte Anwendung, keineswegs belastend, sondern im Gegenteil angenehm und heilend. Sie können Teebaumöl zur Insektenbekämpfung anwenden, so oft und so umfassend, wie Sie wollen, ohne Nebenwirkungen und Schäden befürchten zu müssen.

Kopfläuse
Seit einiger Zeit treten in Kindergärten und Schulen vermehrt Kopfläuse auf. Deshalb sollten Eltern Bescheid wissen, wie sie ihre Kinder vor diesen Parasiten schützen und wie sie Läuse vertreiben können. Läuse können auch auf sauber gepflegten Köpfen vorkommen. Denn Läuse werden immer von befallenen Menschen oder durch Gebrauchsgegenstände, die diese benutzt haben (Kamm, Bürste, Mütze usw.), übertragen.

Der tägliche Gang in den Kindergarten oder zur Schule ist unvermeidbar. Vermeidbar jedoch sind übertragene Kopfläuse aus der Kindergruppe oder der Schulklasse. Hier leistet Teebaumöl gute Vorsorge.

Wie Sie Kopfläuse richtig suchen
Bei ständigem Kopfjucken sollte man nachprüfen, ob diese Blutsauger sich in den Haaren oder in der Kopfhaut festgesetzt haben. Am besten scheitelt man das Haar Strich für Strich und sucht (eventuell mit einer Leselupe) nach Läusen oder deren Eiern. Besonders gründlich sollten die Haare in der Schläfen-, Ohren- und Nackengegend untersucht werden. Vor allem bei längerem, dichterem Haar herrscht hier die optimale Temperatur zur Eiablage.

Die Folgen der Laus – Jucken und Kratzen

Wenn die Kopfläuse erst einmal einen trockenen und warmen Platz im dichten Haarschopf gefunden haben, sichern sie schnell die Zukunft ihres umfangreichen Nachwuchses, der Nissen. Da hilft nur ein spezieller Läusekamm.

Die ausgewachsenen sechsbeinigen Läuseweibchen sind bis zu drei Millimeter lang und von grauer Farbe. Wenn sie sich gerade mit Blut vollgesogen haben – was alle zwei bis drei Stunden geschieht –, erscheinen sie auch rötlich.

● Der Speichel der Laus gelangt beim Blutsaugen in die Kopfhaut und verursacht heftigen Juckreiz.

● Durch Kratzen entstehen Kratzwunden, die durch Eitererreger und Hautpilz infiziert werden können.

● Eitrige Hautausschläge mit Schwellungen der Lymphknoten sind die Folgen.

● In diesem Fall sollten Sie unbedingt den Arzt aufsuchen!

Nissen – Eier der Laus

Bei der Untersuchung des Kopfes sollten Sie aber nicht nur nach Läusen suchen, sondern auch nach deren Eiern, den Nissen. Sie sind etwa 0,8 Millimeter lang, weißlich bis gelblich glänzend und gerade noch mit dem bloßen Auge erkennbar. Die Nissen kleben fest an den Haaren – wie Perlen an einer Schnur –, vornehmlich in der Nähe der Kopfhaut.

Deshalb lassen sich die Nissen auch nicht durch eine einfache Kopfwäsche entfernen und entgehen wegen ihrer Winzigkeit auch dem Abstreifen durch gewöhnliche Kämme.

Teebaumöl wirkt gegen Läuse …

Mittel gegen Läuse erhalten Sie in Apotheken und Drogerien. Besonders bei kleineren Kindern sollten Sie jedoch den Kinderarzt konsultieren, der Ihnen das geeignete Mittel verschreibt.

Teebaumöl ist ein Mittel, mit dem Sie die Vernichtung der Läuse und auch den anschließenden Heilungsprozeß der Kopfhaut wirksam unterstützen können.

… aber nicht gegen Nissen

Teebaumöl bekämpft sehr wirksam die Läuse, aber leider nicht deren Eier, die sogenannten Nissen. Deshalb muß Teebaumöl regelmäßig angewendet werden, bis entweder alle Läuse ausgeschlüpft oder auch die Nissen entfernt sind.

Kopfläuse: Behandlung mit Teebaumöl

Shampoo

Verwenden Sie Teebaumölshampoo zur regelmäßigen Wäsche der Haare. Oder normales Shampoo mit zehn Tropfen Teebaumöl auf einen Teelöffel Shampoo mischen.

Lassen Sie dieses Shampoo zehn Minuten lang auf dem Kopf einwirken. Das Handtuch dann unbedingt separat waschen.

Lotion

Vermischen Sie 5 Milliliter reines Teebaumöl mit 25 Milliliter destilliertem Wasser. In eine dunkle Flasche abfüllen und vor Gebrauch gut schütteln. Massieren Sie die Lotion kräftig in die Kopfhaut ein, und lassen Sie sie einige Stunden (über Nacht) einwirken. Dann auswaschen und kämmen.

Kamm sorgfältig säubern, Läuse bzw. Nissen wegspülen.

Diese Behandlung sollte alle drei Tage wiederholt werden, bis die Läuse beseitigt sind.

Wichtig

Weder Shampoo noch Spülwasser sollte in die Augen geraten, weil Teebaumöl die Augen reizen kann!

Weitere Maßnahmen

Weichen Sie Bürsten und Kämme sowie alles, was mit der befallenen Kopfhaut in Berührung kommt (Kissenbezüge, Kopftücher usw.), in Wasser ein, dem Sie einige Tropfen reines Teebaumöl zugesetzt haben.

Raufen Sie sich nicht die Haare, wenn der Kopf einmal von Läusen befallen ist. Damit die Locken nicht der Schere zum Opfer fallen müssen, können Sie den Plagegeistern mit Teebaumölshampoo zu Leibe rücken.

Vorbeugung gegen Insektenstiche

Auch zur Insektenabwehr ist Teebaumöl ein wirksames Mittel.

- Reiben Sie gefährdete Stellen (also vor allem unbekleidete Stellen wie Arme, Handgelenke usw.) mit einigen Tropfen reinem Teebaumöl ein.
- Geben Sie auch einige Tropfen reines Teebaumöl auf Ihre Kleidung, wenn Sie sich in insektengefährdeten Gebieten bewegen.
- Geben Sie nachts einige Tropfen reines Teebaumöl auf Ihr Kopfkissen, so werden Sie von Mücken, Fliegen und anderen störenden Plagegeistern verschont bleiben.

Teebaumöl für die Schönheitspflege

Lassen Sie Ihrem Körper die bestmögliche Pflege angedeihen. Dabei fordert die Haut, das größte Organ des Menschen, nach besonders intensiver und schonender Pflege.

Teebaumöl ist ein wertvolles Hautpflegemittel, weil es einerseits antiseptische Eigenschaften hat, andererseits dennoch sehr mild auf die Haut wirkt. Deshalb kann es sowohl zur allgemeinen Hautpflege als auch zur Behandlung besonderer Hautprobleme verwendet werden.

Wirkung von Teebaumöl in der Haut

- Teebaumöl dringt in die Hautzellen ein und regeneriert diese.
- Teebaumöl hat einen schnell wirkenden bakteriziden Effekt.
- Teebaumöl hat bemerkenswerte reinigende Eigenschaften.
- Teebaumöl ist fast pH-neutral, greift also den natürlichen Säureschutzmantel der Haut nicht an.
- Teebaumöl reizt die Haut nicht.
- Teebaumöl verletzt die Gewebezellen trotz seiner starken Wirksamkeit nicht.
- Teebaumöl hat keine unerwünschten Nebenwirkungen.
- Teebaumöl ist geeignet für alle Hauttypen, da es den Hautzustand normalisiert.

Verwendung in der Kosmetikindustrie

Zahlreiche französische und US-amerikanische – und seit einiger Zeit auch deutsche – Hersteller verwenden das ätherische Öl des Teebaums als Bestandteil von Kosmetika und Körperpflegemitteln.
- Teebaumöl verleiht Seifen, Shampoos, Cremes und anderen kosmetischen Pflegemitteln ein würziges, frisches Aroma.
- Vor allem aber wirkt Teebaumöl nachweislich hautpflegend, weil es auch in die tieferen Hautschichten einzudringen vermag.

Antiseptische Wirkung

Darüber hinaus verfügt Teebaumöl über ungewöhnliche antiseptische Eigenschaften. Es wirkt gegen:
- Bakterien
- Pilze
- Viren

Schon ein Anteil von zwei Prozent Teebaumöl in einem Pflegemittel wirkt bakterienhemmend!

Fußpflege

Einmal wöchentlich sollten Sie sich eine viertel Stunde Zeit für die Fußpflege nehmen.

● Beginnen Sie die Fußpflege mit einem warmen Fußbad, und bürsten Sie dabei kräftig Nägel und Fersen. Dadurch wird die harte Haut weich und die Durchblutung der Füße angeregt.

● Eventuell vorhandene Hornhaut an den Füßen ist nun aufgeweicht und läßt sich mit Bimsstein (in der Apotheke oder Drogerie erhältlich) abrubbeln. Verwenden Sie dafür keine Raspel.

● Beenden Sie die Fußpflege mit einer kräftigen Massage. Vergessen Sie dabei auch die Zehennägel nicht.

Gut abtrocknen gegen Fußpilz

Achten Sie beim täglichen Waschen, Baden oder Duschen darauf, daß Sie sich die Füße immer gründlich abtrocknen – vor allem auch die Zehenzwischenräume. Auf feuchten Füßen siedeln sich leicht lästige Fußpilze an. Sie können die trockenen Füße auch morgens und abends leicht mit einem speziellen Fußpuder einpudern.

Teebaumöl ist ein wirksames Desinfektionsmittel und Deodorant, das besonders wirksam gegen Schweißfüße wirkt. Außerdem hat es einen angenehmen, frischen Duft.

Fußpflege mit Teebaumöl

Fußbad

Geben Sie fünf bis zehn Tropfen reines Teebaumöl in eine Schüssel mit warmem Wasser, und baden Sie darin fünf bis zehn Minuten lang Ihre Füße.

Direkte Anwendung

Massieren Sie morgens einige Tropfen reines Teebaumöl in die Fußsohlen ein.

Massage

Vermischen Sie 100 Milliliter Oliven-, Mandel- oder Avocadoöl (aus der Apotheke) mit 50 Tropfen reinem Teebaumöl. In eine dunkle Flasche abfüllen, vor Gebrauch gut schütteln. Massieren Sie Ihre Füße nach jedem Fußbad damit.

Widmen Sie den »Stiefkindern« des Körpers, den Füßen, ein paar Minuten Pflege. Damit können Sie leicht eine Erkrankung, beispielsweise Fußpilz, vermeiden.

Das Haar

Das einzelne Kopfhaar besteht aus einer Wurzel und aus dem Haarschaft. Die Haarwurzel sitzt schräg in der Kopfhaut, während der Haarschaft das außerhalb der Haut sichtbare Haar ist.

Der Aufbau eines Haares

Das Haar setzt sich – von außen nach innen gesehen – zusammen aus Hornschicht, Rinde und Mark.

Die Hornschicht besteht aus Keratin, einer schwefelhaltigen Eiweißverbindung, während die Rindenschicht, die den größten Teil des Haares ausmacht, aus verhornten Zellen, die auch die Farbpigmente enthalten, aufgebaut ist. Je nach Menge dieser Pigmente ist das Haar blond, braun oder schwarz. Im Alter schwindet dieses Pigment, das im Haar enthaltene Mark wird immer lufthaltiger – die Haare ergrauen.

Ein Zentimeter Wachstum pro Monat

Das einzelne Haar wächst pro Monat im Schnitt einen Zentimeter. Im Sommer wächst das Haar etwas schneller als im Winter. Mit zunehmendem Alter verlangsamt sich dieses Wachstum.

Wie viele Haare haben Sie?

Blondinen bevorzugt? Blonde Menschen haben die meisten Haare – etwa 140000. Dafür sind ihre Haare weniger kräftig als die der Dunkel- und Rothaarigen.

Auf einem Quadratzentimeter Kopfhaut wachsen durchschnittlich 120 Haare, deren Durchmesser zwischen 0,05 und 0,15 Millimeter beträgt.

● Blondinen haben die feinsten, aber auch die meisten Haare: etwa 140000 Haare.

● Brünette liegen mengen- und dickemäßig in der Mitte: etwa 110000 Haare.

● Rothaarige haben weniger (90000), dafür aber besonders kräftige Haare.

Ein Haar – fester, als Sie denken

Das menschliche Kopfhaar ist ein sehr widerstandsfähiges und festes Gebilde. Es bedarf eines erheblichen Zuges, um es zu zerreißen. Es ist sehr elastisch, denn es läßt sich um eine ziemliche Strecke dehnen und kehrt dann wieder auf seine ursprüngliche Länge zurück.

Schuppen und Haarausfall

Haarprobleme basieren – abgesehen von Krankheiten – auf der Zunahme von Staub, Schmutz und Chemikalien aus der Luft, auf der Verwendung falscher oder gar schädlicher Pflegemittel und oft auch auf falscher Ernährung.

Schuppen: Bei Schuppen handelt es sich eigentlich nicht um eine Krankheit. Schuppen sind abgestorbene Hautzellen, die abgestoßen werden. Um diese zu entfernen – besonders bei sehr starker Schuppenbildung –, ist entsprechend häufiges Haarewaschen besonders wichtig. Allerdings kann auch ein Pilz die Ursache sein.

Haarausfall: Auch ausgefallene Haare müssen nicht auf eine Erkrankung hindeuten. Wenn die ausgefallenen Haare lang sind, ist kein Grund zur Besorgnis vorhanden. Diese Haare werden abgestoßen, weil im Haarbalg bereits ein neues Haar heranwächst. Etwas anderes ist es, wenn kurze Haare ausfallen, die ihren »normalen Lebenslauf« noch nicht beendet haben.

Haarausfall ist in gewissen Grenzen völlig normal. Ein langes Haar fällt aus, ein neues wächst schon wieder heran. Nimmt der Haarausfall jedoch überhand oder fallen schon kurze Haare aus, dann besteht ein Haarproblem.

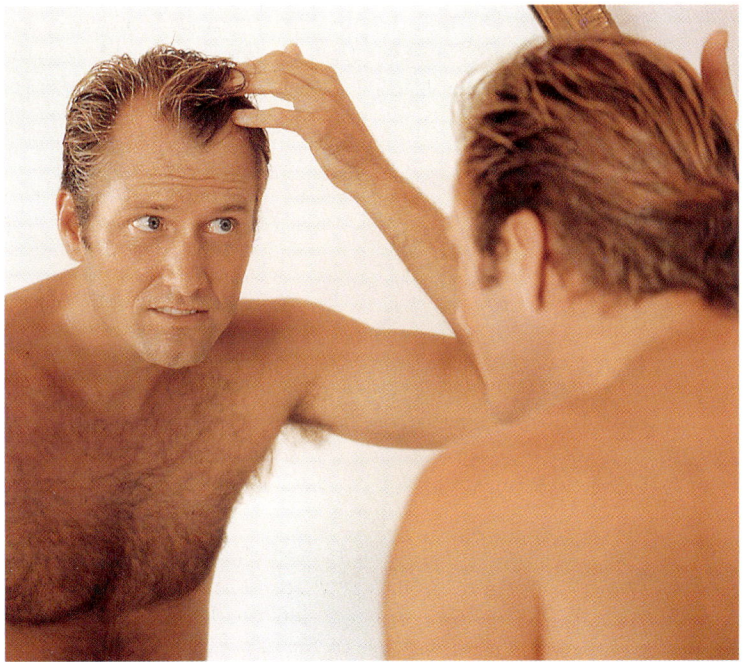

Haarausfall bedeutet für viele Menschen – insbesondere für Männer – ein großes Problem. Wer seine Haare jedoch regelmäßig und schonend pflegt, kann sich zumindest vor krankheitsbedingtem Haarausfall schützen.

Tips für die richtige Haarpflege

Der richtige Zeitpunkt zum Waschen: Haare sollen und dürfen so oft gewaschen werden, wie es nötig ist – wenn es sein muß, jeden oder jeden zweiten Tag, was bei schnell fettendem Haar sehr leicht vorkommen kann.

Aber auch normales Haar sollte alle vier bis fünf Tage gewaschen werden, selbst wenn es noch »ganz manierlich« aussieht. Der Schmutz, der sich während dieser Zeit im Haar festsetzt, schadet selbst den gesündesten Haaren.

Bürsten: Vor der Haarwäsche bürsten Sie Ihr Haar gründlich durch, damit die gröbsten Staub- und Schmutzpartikel entfernt werden. Bürsten Sie nach allen Richtungen, und beugen Sie dann den Kopf, um das Haar vor allen Dingen auch gegen den Strich nach unten zu bürsten.

Heißes Wasser vermeiden: Befeuchten Sie das Haar nun gut mit warmem Wasser. Verwenden Sie zum Haarewaschen nie heißes Wasser, denn dieses greift die Kopfhaut zu stark an und kann zu Haarschäden führen.

Shampoo: Geben Sie etwas Shampoo auf die hohle Hand, und vermischen Sie es mit ein wenig Wasser. Bringen Sie das Shampoo zum Schäumen, und tragen Sie es dann mit einer sanften Massage auf den ganzen Kopf auf. Dabei nicht zu stark an Kopfhaut und Haaren ziehen, denn nasse Haare sind wesentlich empfindlicher als trockene Haare.

Spülung: Die Haare nach der Wäsche gründlich spülen – je nach Haarlänge mindestens zwei bis drei Minuten. Das ausgiebige Spülen ist sehr wichtig, um alle Shampooreste aus dem Haar zu entfernen. Beschließen Sie die Haarspülung mit klarem, kühlem Wasser – das gibt Ihrem Haar Fülle und Glanz.

Trocknen: Die Haare nun ausdrücken und mit dem Handtuch abtrocknen. Gehen Sie dabei pfleglich mit Ihrem Haar um, quetschen und rubbeln Sie es nicht zu stark.

Handtuchtrocken: Wenn Sie sich einen Handtuchturban um den Kopf wickeln und diesen etwa zehn Minuten lang aufbehalten, dann ist Ihr Haar ebenfalls handtuchtrocken.

Wie oft Sie Ihre Haare waschen sollten oder dürfen, hängt stark vor der Beschaffenheit Ihres Haars ab. Die Regel lautet: So oft, wie nötig. Das kann bei fettem Haar auch jeden zweiten Tag sein.

Tips für die richtige Haarpflege

Haare legen: Wenn Sie Ihr Haar einlegen, achten Sie darauf, daß es rund an den Wicklern anliegt und nirgends geknickt ist – sonst gibt es Bruchstellen.

Lockenwickler: Verwenden Sie auf keinen Fall Lockenwickler mit Borsten oder scharfen Kanten.

Lufttrocknung: Lassen Sie Ihr Haar so oft wie möglich an der Luft trocknen.

Fön und Trockenhaube: Wenn Sie einen Fön verwenden, sollten Sie Ihr Haar an der Luft vortrocknen lassen.

Haube und Fön nie zu heiß einstellen, denn Hitze entzieht dem Haar Feuchtigkeit, führt zu vermehrter Schuppenbildung und zu schnellem Nachfetten. Außerdem fällt die Frisur schnell wieder zusammen und verliert an Fülle.

Fönfrisuren: Lockenwickler sollten Sie im Haar lassen, bis dieses vollkommen ausgekühlt ist. Auch Fönfrisuren erst nach dem Auskühlen auskämmen.

Täglich zweimal bürsten: Ihre Haare sollten zweimal täglich – morgens und abends – gebürstet werden. Durch das morgendliche Bürsten wird Ihr Haar locker und fülliger, und die Frisur sitzt besser. Das abendliche Bürsten entfernt alle Schmutz- und Staubpartikel, die sich im Haar angesammelt haben.

Gegen den Strich bürsten: Bürsten Sie Ihr Haar vor allem gegen den Strich – möglichst bei vorgebeugtem Kopf, denn das regt die Blutzirkulation an.

Bei fettigem Haar: Bei fettigem Haar sollten Sie nicht die Kopfhaut bürsten, sondern ausschließlich das Haar. Wenn die Kopfhaut zu oft gebürstet wird, werden die Fettdrüsen zu einer noch höheren Fettproduktion angeregt.

Die richtigen Kämme: Verwenden Sie zum Kämmen möglichst nur gesägte Hornkämme (auf keinen Fall Metallkämme) und zum Haarebürsten grundsätzlich Bürsten mit Naturborsten. Diese dürfen bei trockenem Haar etwas härter sein.

Haben Sie empfindliches Haar, verwenden Sie nur ganz weiche Bürsten.

Mit richtigem Bürsten bringen Sie Ihre Haare auf Vordermann. Bürsten Sie auch ab und zu mal gegen den Strich. Das regt die Blutzirkulation an.

179

Haarpflege mit Teebaumöl

Teebaumöl ist ein ideales Mittel für die Haarpflege:

- Es hat antiseptische Eigenschaften.
- Es reguliert die Tätigkeit der Talgdrüsen und ist damit gleichermaßen für trockenes und fettiges Haar geeignet.
- Es bekämpft Infektionen der Kopfhaut durch Bakterien und Pilze.
- Es macht Ihr Haar gesünder und leichter frisierbar.
- Es hat einen angenehm frischen Duft.

So pflegen Sie Ihre Haare mit Teebaumöl

Vermeiden Sie aggressive und scharfe Haarshampoos und Spülungen. Versetzen Sie ein pH-neutrales Shampoo mit etwas Teebaumöl, und schon haben Sie das ideale Pflegemittel für gesundes und schönes Haar.

Haarwäsche: Verwenden Sie ein mildes, pH-neutrales Shampoo, das den schützenden Säuremantel des Haars nicht angreift. Geben Sie reines Teebaumöl dazu – etwa 20 bis 50 Tropfen auf 100 Milliliter Shampoo oder zwei bis drei Tropfen Teebaumöl auf einen Teelöffel Shampoo.

Wenn Sie Probleme mit Schuppen haben, mischen Sie ein oder zwei Tropfen mehr Teebaumöl unter das Shampoo.

Sie können auch ein fertiges Teebaumölshampoo verwenden.

Spülung: Geben Sie einige Tropfen reines Teebaumöl ins letzte Spülwasser nach dem Haarewaschen.

Oder geben Sie fünf Tropfen reines Teebaumöl und einen Eßlöffel Obstessig ins letzte Spülwasser. So wird das Haar gekräftigt, bekommt einen schönen Glanz und läßt sich leichter frisieren.

Haarpackung: Wärmen Sie 50 Milliliter Oliven-, Mandel- oder Avocadoöl (aus der Apotheke) zusammen mit 25 Tropfen reinem Teebaumöl im Wasserbad an (nicht kochen lassen), und massieren Sie diese Mischung in die Kopfhaut ein. Das Haar mit einem angewärmten Handtuch umwickeln, mindestens eine Stunde lang einwirken lassen.

Danach das Haar wie gewohnt waschen. Dabei ist es wichtig, das Shampoo vor dem Waschen aufzutragen – sonst bleibt das Haar durch das Öl fettig.

Massage: Zur allgemeinen Pflege der Kopfhaut und zur Anregung des Haarwuchses massieren Sie einige Tropfen reines Teebaumöl in die Kopfhaut ein.

Diese Kopfmassage wirkt auch normalisierend bei besonders trockenem und fettigem Haar.

Hand- und Nagelpflege

Sehr wichtig ist die regelmäßige Reinigung von Händen und Nägeln. Verwenden Sie dazu lauwarmes oder warmes Wasser, eine Handwaschbürste mit nicht zu harten Borsten und eine gute Seife (billige Seifen enthalten meistens zuwenig Fett). Die eingeseiften Hände kräftig bürsten und gut abspülen. Dann gründlich abtrocknen.

Die Hände nach jedem Waschen und nach jeder Berührung mit Wasser eincremen. Beim Eincremen sollten Sie gleichzeitig Ihre Hände massieren. Das gibt ihnen Gelenkigkeit. Massieren Sie, als ob Sie einen feinen, engen Lederhandschuh anziehen wollten – also jeden Finger einzeln. Schieben Sie bei jedem Eincremen stets vorsichtig die Nagelhaut zurück. Ihren Handrücken sollten Sie ab und zu einen Anteil an Ihrer Gesichtspflegepackung gönnen. Tragen Sie bei allen groben Arbeiten Gummihandschuhe.

Immer mehr Stoffe lösen Allergien aus. Deshalb ist es möglich, daß entsprechend veranlagte Menschen selbst auf ein sanftes Mittel wie Teebaumöl empfindlich reagieren. Sie sollten daher vor Gebrauch des Öls einen Hauttest durchführen.

Handgymnastik

- Regelmäßige Handgymnastik schenkt Ihren Händen Anmut und Beweglichkeit. Solche Übungen lassen sich zwischendurch schnell und einfach durchführen.
- Spreizen Sie alle Finger kräftig, und ballen Sie danach die Hand energisch zur Faust. Danach entspannen und anschließend die Übung einige Male wiederholen.
- Zur Lösung von Verkrampfungen und zur Anregung der Blutzirkulation die Hände ganz entspannen und dabei kräftig die Handgelenke schütteln.

Hand- und Nagelpflege mit Teebaumöl

Mischen Sie 100 Milliliter Oliven-, Mandel- oder Avocadoöl mit 50 Tropfen reinem Teebaumöl. Füllen Sie diese Mischung in eine dunkle Flasche ab. Schütteln Sie die Mischung vor jedem Gebrauch.

Entfernen Sie vor der Behandlung den Nagellack, bürsten Sie die Nägel mit Seife und warmem Wasser. Danach gut abtrocknen.

Nun massieren Sie die Ölmischung in die Nägel und das Nagelbett ein. Einige Minuten lang einwirken lassen. Dann das überschüssige Öl mit einem Papiertuch entfernen.

Die Haut

Die Haut ist das größte Organ des Menschen: 1,5 bis zwei Quadratmeter Fläche bildet die Haut bei einem Erwachsenen.

Richtige Schönheitspflege beginnt mit Wissen um die Haut. Hier erfahren Sie daher, nach welchen Regeln die Haut funktioniert und wie sie aufgebaut ist.

Klimaanlage, Vorratsspeicher und Schutz

Die Haut ist das größte Organ des menschlichen Körpers und funktioniert gleichzeitig als Klimaanlage, chemische Fabrik und Vorratsspeicher. Sie bildet den Abschluß des Menschen gegen die Außenwelt und gleichzeitig die Verbindung mit ihr.

Manche Menschen haben ein »dickes Fell«, andere sind sehr »dünnhäutig«; ihnen geht vieles »unter die Haut«. Alle diese Ausdrücke machen deutlich, in wie großem Maße von außen kommende Reize die Haut betreffen und daß sie dadurch dem Menschen äußerst komplexe Erfahrungen vermitteln kann.

Aufbau und Funktionen der Haut

Die Aufgaben und Funktionen der Haut sind sehr vielfältig. Ständig erneuert sich die Haut, indem sie abgestorbene Zellen abstößt – bis zu sechs Gramm am Tag – und gleichzeitig neue Zellen bildet.
Je nach Größe eines Menschen beträgt seine Hautoberfläche 1,5 bis zwei Quadratmeter. Die Haut wiegt etwa ein Sechstel des Körpergewichts. Die gesamte Haut enthält etwa zwei Millionen Drüsen und ein Blutadernetz, das bis zu 50 Kilometer Länge haben kann.
Die Haut besteht aus drei Hauptschichten:
- Oberhaut
- Lederhaut
- Unterhautzellgewebe

Die Oberhaut

Die Oberhaut besteht aus der Hornschicht, die ständig abgestorbene Hautzellen abstößt, und der Keimschicht, in der alle Zellen neu gebildet werden. Durch das ständige Nachwachsen der Zellen erneuert sich die Hornschicht innerhalb von drei bis vier Wochen. Auch die Finger- und Zehennägel sind Verhornungsprodukte der Oberhaut. Sie wachsen täglich ungefähr 0,1 Millimeter.

Die Lederhaut

Die Lederhaut enthält – eingebettet in das Bindegewebe – Blutgefäße, glatte Muskelfasern, Drüsen und Sinnesorgane. Auch die Pig-
mentzellen, die für die Hautfarbe von Bedeutung sind, sind hier ein-
gelagert.

Die Unterhaut

Das Zellgewebe der Unterhaut verbindet die Haut mit den tiefer gelegenen Körperteilen und ist zur darüber befindlichen Lederhaut nicht
scharf abgegrenzt. Nach unten lockert sich das Bindegewebe immer
mehr auf. In unterschiedlicher Menge lagert sich hier Fettgewebe an,
wobei ererbte Anlagen, Geschlecht, Alter und körperliche Inan-
spruchnahme eine zentrale Rolle spielen.

Regulierung von Wärme und Kälte

Der Wärmehaushalt des Körpers wird dadurch reguliert, daß die Haut
sich ständig den Außentemperaturen anpaßt.

● Sinkt die Außentemperatur, so verengen sich die feinen Blutgefäße
der Lederhaut und reduzieren so den Wärmeverlust.

● Bei ansteigenden Außentemperaturen erweitern sie sich und verhindern so eine Überhitzung des Körpers.

Die Haut sorgt auf diese Weise für den Wärmeausgleich des gesamten Organismus. Der gesunde Körper hat die Fähigkeit, alle von
außen kommenden Kälte- und Hitzereize so auszugleichen, daß die
normale Körpertemperatur von etwa 37 °C konstant bleibt.

Kälte- und Wärmeregulierung, Tastsinn und Schutz vor äußeren Einwirkungen wie Licht und Wasser – die Aufgaben der Haut sind vielgestaltig.

Schwitzen dient der Abkühlung

Um die normale Körpertemperatur zu erhalten, gerät der Körper mitunter ins Schwitzen. Durch die Verdunstung des Schweißes wird der
Körper auf seine Nomaltemperatur »zurückgekühlt«. Wäre dies nicht
der Fall, käme es durch Überhitzung schnell zum Kollaps.

An der gesamten Körperoberfläche sind Schweißdrüsen verteilt – die
meisten befinden sich auf Fußsohlen und Handflächen. Der oft lästige Schweißgeruch kommt allerdings nicht durch den Schweiß selbst
zustande, sondern durch andere Hautdrüsen, die bei starker Schweiß-
sekretion ebenfalls zur Tätigkeit angeregt werden. So riecht der
Schweiß an den Händen nicht, im Gegensatz zu dem der Achseln.

Lebenswichtiger Speicher

Die Haut kann mit ihrem Tastsinn zur Not sogar die Augen ersetzen: Blinde lesen ausschließlich mit den Fingerspitzen Texte in der Braille-Schrift.

Als Speicherorgan organisiert die Haut die Vorräte an lebenswichtigem Fett und legt außerdem Wasser-, Zucker- und Mineralsalzdepots an. Alle diese Stoffe werden bei Bedarf von der Haut abgegeben und dem Organismus zugeführt.

Kontrolle des Feuchtigkeitsgehalts

Die Haut ist eine hochspezialisierte chemische Fabrik. Sie folgt sehr komplizierten Mechanismen, um das Wasser im richtigen Verhältnis zu halten und zu regulieren. Die Außenschicht der Haut enthält wasserbindende Stoffe, die die Feuchtigkeit in der Haut verankern. Dabei handelt es sich um eine dünne Hülle von natürlichem Fett, die die Feuchtigkeit in der Haut zurückhält, obwohl beim Schwitzen Wasser auf der Hautoberfläche verdunstet.

Schützender Säuremantel der Haut

Der Säuremantel der Haut stellt einen wesentlichen Faktor zur Gesunderhaltung des Körpers dar. Dieser Säuremantel setzt sich aus Fettsäuren aus der Produktion von Schweiß- und Talgdrüsen und aus den in der Hornschicht enthaltenen wasserlöslichen Substanzen zusammen.

Die Fettsäuren bremsen das Wachstum krank machender Mikroorganismen auf der Hautoberfläche.

Das natürliche Gleichgewicht erhalten

Die gesunde Haut ist von einer natürlichen Bakterienflora bedeckt. Diese dient zur Vernichtung von Keimen, die auf den Körper eindringen. Kosmetische Präparate, die die Haut angeblich »klinisch rein« machen, sind also eher eine Gefahr für die Gesundheit, da sie auch die natürlichen Bakterien vernichten. Dieser Säuremantel, ein Fett-Wasser-Film, ist nicht unveränderlich: Beim Schwitzen überwiegt in seiner Zusammensetzung der wäßrige Anteil, während sonst der Fettanteil dominiert. Auch Gesundheitszustand und allgemeine Verfassung können Schwankungen herbeiführen.

Die Haut schützt und bewahrt

Die Haut schützt den Organismus auch vor mechanischen Einwirkungen wie Schlag, Stoß und Druck, hält schädliche Lichteinwirkungen von den Organen fern, entlastet – indem sie einen Teil des Abtransports von Gift- und Abfallstoffen durch den Schweiß übernimmt – die Tätigkeit von Nieren und Darm. Durch die Haut findet immerhin ein Prozent der Atmung statt.

Tasten und fühlen durch die Haut

Eine wichtige Funktion der Haut ist ihr Tastsinn. Auf der winzigen Fläche von einem Quadratzentimeter befinden sich im Durchschnitt zwei Wärme- und zehn Kälterezeptoren, 20 Talg- und 100 Schweißdrüsen, fünf Haare, 25 Tastkörperchen (auf der Handinnenfläche sind es sogar 200 pro Quadratzentimeter!) und 200 Schmerzkörperchen.

Durch die in der Haut gelagerten Nervenenden wird diese zu einem hochempfindlichen Sinnesorgan. Dieses dient als eine Art Informationszentrum, das dem Körper hilft, sich an Umweltveränderungen anzupassen. Notfalls ist die Haut sogar in der Lage, ein anderes Sinnesorgan teilweise zu ersetzen: Wenn ein Mensch das Augenlicht verloren hat, entwickeln seine Fingerspitzen eine gesteigerte Sensibilität, so daß er lernen kann, die Blindenschrift zu lesen.

Die Haut als Spiegel der Seele

Übrigens wird die Beschaffenheit der Haut nicht nur von äußeren Einflüssen, sondern auch vom körperlichen und seelischen Gesamtzustand eines Menschen bestimmt. Der Zustand der Haut ist das Merkmal des inneren Wohlbefindens oder – wie mitunter sogar gesagt wird – der Spiegel der Seele.

Dies gilt in besonderem Maße für die Gesichtshaut. Diese erfordert ohnehin die größte Aufmerksamkeit und Sorgfalt bei der Hautpflege.

- Die Gesichtshaut ist im Gegensatz zum bekleideten Körper sämtlichen Umwelteinflüssen stärker ausgesetzt.
- Die Haut im Gesicht weist mehr Hautprobleme – Pickel, Mitesser usw. – auf als der restliche Körper.
- Die ersten Alterserscheinungen zeigen sich auf der Gesichtshaut meistens wesentlich eher als auf der übrigen Körperhaut.

Mit einer falschen Seife ist schnell der schützende Säuremantel der Haut zerstört. Dann können Erreger leichter in den Körper eindringen. Gebrauchen Sie deshalb immer milde, pH-neutrale Seifen.

Gesichtsreinigung

Die Haut ist zwar zu einem Selbstreinigungsprozeß imstande, indem sie abgestorbene Hautzellen abstößt. Aber durch Umwelteinflüsse wird so viel schädlicher Schmutz auf der Haut abgelagert, daß diese von selbst kaum noch damit fertig wird.

Eine auf diese Art verschmutzte Haut ist wegen der verstopften Poren nicht mehr imstande, richtig zu atmen. Es bilden sich leicht Pickel, Entzündungen oder andere Hautschäden. Außerdem kann die Haut die Pflege- und Wirkstoffe von Cremes, Packungen und Masken nicht mehr aufnehmen. Die beste Pflege nützt also nichts, wenn die Haut vorher nicht ausreichend gereinigt wird.

Tips für die Gesichtsreinigung

Die Gesichtshaut sollte nicht nur jeden Abend, sondern auch jeden Morgen gewissenhaft gereinigt werden. Denn auch morgens haben sich auf der Haut durch Staub, Schweiß und abgestorbene Hautzellen Schmutzpartikel angesammelt. Außerdem sollten Sie Ihr Gesicht jedesmal reinigen, bevor Sie ein neues Make-up auflegen.

Eine gründliche Reinigung ist die beste Voraussetzung für eine wirksame Haut- und Teintpflege. Sind die Poren verstopft, kann die beste Creme nicht aufgenommen werden. Eine sanfte Teebaumölseife leistet dabei gute Dienste.

Morgendliche Gesichtsreinigung

- Bürsten Sie Ihre Haut als erstes sanft mit einer Gesichtsbürste (in der Drogerie oder Parfümerie erhältlich).
- Waschen Sie Ihr Gesicht mit warmem Wasser. Dieses bringt die Hornschicht der Haut zum Quellen und erweicht sie, so daß der Schmutz sich nun viel leichter löst. (Auch während der Nacht lagern sich auf dem Gesicht – auch wenn Sie es am Vorabend gereinigt haben – Schmutz, Staub und Schweiß ab!)
- Vor dem Waschen können Sie eine Reinigungsmilch auftragen, aber Sie können auch eine milde Seife (z.B. Babyseife oder Teebaumölseife) verwenden.
- Wichtig ist, daß Seifen- und Reinigungsmilchreste durch ausreichendes Spülen gründlich entfernt werden.
- Tupfen Sie Ihr Gesicht nun mit dem Handtuch trocken. Auf keinen Fall trockenrubbeln – dabei würde die Gesichtshaut zu stark gezerrt, was zu vorzeitiger Faltenbildung führt.

Abendliche Gesichtsreinigung
- Wenn Sie tagsüber ein Make-up getragen haben, sollten Sie dieses mit einer Reinigungsmilch entfernen.
- Vergessen Sie bei der Reinigung auch den Hals nicht.
- Nehmen Sie das Reinigungsmittel nach kurzer Zeit (etwa eine Minute) mit einem Papiertuch ab.
- Nun das Gesicht mit viel warmem Wasser waschen und dabei eine milde Seife (beispielsweise Babyseife oder Teebaumöl-seife) verwenden, um die Öl- und Schmutzrückstände zu beseitigen. Danach gründlich mit klarem Wasser nachspülen.
- Das Gesicht mit einem Handtuch trockentupfen.

Erfrischung und Stimulierung der Gesichtshaut

Nach der Gesichtsreinigung geben Sie Gesichtswasser auf einen angefeuchteten Wattebausch und tupfen Gesicht und Hals damit ab. Wenn das Gesichtswasser nicht sofort einzieht, trocknen Sie mit einem Handtuch oder Papiertuch nach. Wenn das Gesichtswasser auf der Haut trocknet, wird diese schnell rauh und spröde.

Das Eincremen

Beim Eincremen der Gesichtshaut werden häufig Fehler gemacht, die leicht zu vorzeitiger Faltenbildung führen können. Denken Sie immer daran, ganz vorsichtig und behutsam mit Ihrer Gesichtshaut umzugehen – also niemals zerren, pressen oder stark reiben. Die Creme muß ja nicht sofort beim Auftragen in der Haut verschwinden. Geben Sie ihr ruhig etwas Zeit einzuziehen, und tupfen Sie nach einigen Minuten etwaige Cremereste mit einem Papiertuch ab.

Beim Auftragen der Creme sollten Sie einige Regeln beachten, die sich an den natürlichen Gesichtslinien und der Muskulatur orientieren. Streichen Sie mit Zeige- und Mittelfinger beider Hände

- Zuerst seitlich zu den Ohren hoch
- Vom Kinn zum Mund und zurück zwischen Mund und Nase
- Nun kreisförmig an der Nase entlang bis zur Nasenwurzel
- Weiter kreisförmig die Stirnmitte hoch
- Von der Stirnmitte sanft nach links; dann rechts ausstreichen

Auch richtiges Eincremen will gelernt sein: Nebenstehend finden Sie einige gute Praxistips, wie Sie die Creme richtig auftragen und dabei frühzeitiger Faltenbildung vorbeugen.

187

Besondere Vorsicht um die Augen

Die Augenpartie sollten Sie besonders vorsichtig behandeln. Benutzen Sie hier beim Eincremen nur den Mittelfinger. Diesen neben der Nasenwurzel am inneren Augenwinkel ansetzen und über dem Auge zum äußeren Augenwinkel streichen. Vom äußeren Augenwinkel unter dem Auge zurück zum inneren Augenwinkel.
Sie beschreiben also mit Ihrem Finger einen kleinen Kreis um das Auge herum.

Die Haut richtig klopfen

Mit den Fingerspitzen klopfen Sie nun ganz sanft die Haut der Augenpartie. Das übrige Gesicht wird mit den Innenflächen der Hände – besonders mit den Ballen – geklopft. Dieses Klopfen trägt zu einer feineren Verteilung der Creme bei und regt gleichzeitig die Hautdurchblutung an.

Gesichtspflege mit Teebaumöl

Sparen Sie doch das Geld für teures Gesichtswasser, und mischen Sie sich selbst ein Gesichtswasser aus Lavendelöl, Teebaumöl und Hamameliswasser. Nebenstehend finden Sie das Rezept dazu.

Gesichtswasser: Vermischen Sie 15 Tropfen reines Teebaumöl, 15 Tropfen Lavendelöl und 25 Milliliter Hamameliswasser mit 75 Milliliter destilliertem Wasser (alles aus der Apotheke). In eine dunkle Flasche abfüllen und vor Gebrauch gut schütteln. Morgens und abends nach der Gesichtswäsche verwenden, dabei die Flüssigkeit sanft in die Gesichtshaut einklopfen.
Feuchtigkeitsspendende Creme: Vermischen Sie Ihre Feuchtigkeitscreme mit etwas reinem Teebaumöl (Mischungsverhältnis: drei Tropfen Teebaumöl auf einen Teelöffel Creme). Diese Creme ist ideal für Ihre tägliche Gesichtspflege.
Pflegepackung: Vermischen Sie Mandel-, Jojoba- oder Avocadoöl (aus der Apotheke) mit reinem Teebaumöl (Mischungsverhältnis: drei Tropfen reines Teebaumöl auf einen Teelöffel Öl). Tragen Sie die Mischung auf das gereinigte Gesicht auf, und lassen Sie sie eine Viertelstunde lang einwirken (am besten während eines Vollbades – da ist die Haut durch die Wärmeentwicklung besonders aufnahmefähig). Danach überschüssiges Öl mit einem Papiertuch abtupfen.

Unreine Haut

Unreine Haut (Pickel, Mitesser usw.) neigt leicht zu Entzündungen. Bei der Behandlung ist Teebaumöl besonders wirksam, weil es nicht nur ein kräftigendes Antiseptikum ist, sondern auch lindernd auf die betroffenen Stellen wirkt.

Da Teebaumöl auch in die tieferen Hautschichten eindringt, kann es Erkrankungsherde auflösen, die unter der Hautoberfläche liegen und die andernfalls nur schwer heilen.

Wichtig für eine schöne, reine Haut ist eine konsequente Gesichtsbehandlung, die über rein kosmetische Maßnahmen hinausgeht:

● Reinigen Sie das Gesicht regelmäßig gründlich. Absolute Sauberkeit verhindert die Ausbreitung von Hautunreinheiten.

● Verwenden Sie zum Waschen eine unparfümierte, pH-neutrale Seife oder eine Teebaumölseife.

● Gerade für unreine Haut gibt es auch fertige Kosmetika auf Teebaumölbasis, beispielsweise Pickelcreme und Pickelstifte.

● Verzichten Sie auf fette Speisen und Süßigkeiten. Essen Sie statt dessen vermehrt Vollkornprodukte und frisches Obst und Gemüse. Auch Joghurt und Sauerkraut können von innen her zu einer Hautklärung beitragen.

Eine wirksame und billige Hautkur von innen erreichen Sie mit Joghurt und Sauerkraut. Beide Nahrungsmittel tragen zur Hautklärung bei und versorgen Sie noch nebenbei mit Vitamin C und Kalzium.

Hautpflege nach der Rasur oder der Enthaarung

Eine Rasur und besonders eine Enthaarung sind ein massiver Eingriff in das natürliche Gleichgewicht der Haut. Da kann es zu schmerzhaften Reizungen, Rötungen oder sogar zu Entzündungen kommen. Hier ist Teebaumöl wegen seiner pflegenden, hautberuhigenden und entzündungshemmenden Eigenschaften ein ideales Mittel.

● Reiben Sie vor der Enthaarung oder vor dem Rasieren die Haut mit einigen Tropfen reinem Teebaumöl ein. Gut abtrocknen lassen und erst dann mit der Rasur oder Enthaarung beginnen. So ist die Haut bereits vor der Prozedur beruhigt.

● Nach dem Rasieren oder Enthaaren alle Haare gut abwaschen und die Haut sorgfältig und sanft trockentupfen. Danach mit einer Gesichts- oder Körpercreme behandeln, der Sie einige Tropfen reines Teebaumöl zugesetzt haben. Oder verwenden Sie eine fertige Teebaumölcreme oder -salbe.

Intimpflege

Gerade im Intimbereich siedeln sich wegen der feuchtwarmen Umgebung sehr leicht Bakterien an, die nicht nur zu unangenehmem Geruch, sondern auch zu Erkrankungen führen können. Deshalb ist größte Sauberkeit gerade hier das erste Gebot jeder Körperpflege.

Waschen Sie den Intimbereich morgens und abends mit viel warmem Wasser und einer milden Seife. Eine Teebaumölseife empfiehlt sich hier besonders, denn sie ist einerseits besonders mild und hautfreundlich, andererseits wirkt sie aber auch desinfizierend und bakterienhemmend.

Zahnpflege

Richtige Zahnpflege soll:
- Die Zähne, die Zahnzwischenräume und das Zahnfleisch von Speiseresten reinigen
- Vor Mundgeruch schützen
- Erkrankungen von Zähnen und Zahnfleisch vorbeugen

Grundregeln zum richtigen Zähneputzen

Wie Sie richtig und wirkungsvoll Ihre Zähne putzen sollten, erfahren Sie auf dieser Seite. So mancher putzt seit Jahren ohne den gewünschten Erfolg, weil er eine falsche Technik gebraucht.

- Die Zähne sollten mindestens zweimal täglich geputzt werden. Noch besser ist es, sie nach jeder Mahlzeit zu reinigen.
- Verwenden Sie zum Zähneputzen keine Zahnpasta mit starken Bleichmitteln – diese zerstören leicht den Zahnschmelz. Auch sehr stark desinfizierende Pasten sollten gemieden werden, weil diese die normale (und notwendige) Bakterienflora der Mundhöhle beeinträchtigen.
- Ihre Zahnbürste sollte nicht zu hart und so klein wie möglich sein. Verwenden Sie Zahnbürsten mit Kunststoffborsten – in Naturborsten sammeln sich sehr leicht Bakterien an.
- Eine oberflächliche Reinigung der Zähne nützt im Grunde gar nichts. Planen Sie deshalb zwei bis drei Minuten fürs Zähneputzen ein – erst dann können Sie sicher sein, Ihre Zähne ausreichend gepflegt zu haben. Putzen Sie Ihre Zähne möglichst vor dem Spiegel, damit Sie den Reinigungsvorgang besser verfolgen können.
- Zuerst wird der Mund mit lauwarmem Wasser ausgespült. Zum Zähneputzen nie ganz heißes oder ganz kaltes Wasser verwenden!

• Stellen Sie die Schneidezähne Kante auf Kante aufeinander, so wird die Angriffsfläche für die Zahnbürste größer.

• Setzen Sie nun die Bürste ganz hinten am letzten Zahn an, und beginnen Sie mit leicht kreisenden Bewegungen zu bürsten, so daß stets vom Zahnfleisch weg gereinigt wird.

• Immer senkrecht bürsten, denn bei waagerechtem Zähneputzen schieben sich Verunreinigungen nur noch weiter in die kleinen Lücken zwischen den Zähnen.

• Nun bis vorne zur Mitte reinigen und in gleicher Weise die andere Hälfte der Zähne putzen.

• Jetzt den Mund weit öffnen und die Zahninnenflächen mit Auf- und-ab-Bewegungen kräftig bürsten.

• Zuletzt besonders gründlich die Kauflächen reinigen, dabei kräftig hin und her bürsten.

• Zum Schluß mehrmals den Mund ausspülen und dabei das Wasser kräftig durch die Zahnzwischenräume pressen.

Regelmäßig zum Zahnarzt!

Ein wichtiger Faktor der Zahnpflege ist der regelmäßige Besuch beim Zahnarzt. Entschließen Sie sich nicht erst dazu, wenn Sie Schmerzen haben! Einmal im Jahr sollten die Zähne mindestens nachgesehen werden – das erspart oft langwierige Behandlungen. Der Zahnarzt kann dann Zahnbeläge und Zahnstein entfernen.

Zahnpflege mit Teebaumöl

Teebaumöl ist dafür bekannt, daß es die Ausbreitung von Mikroorganismen hemmt, die z.B. auch Parodontose (Zahnfleischschwund) verursachen und damit für das Lockerwerden und schließlich für das Ausfallen der Zähne verantwortlich sind.

Außerdem hat Teebaumöl einen frischen Duft und kann dadurch auch starken Mundgeruch bekämpfen.

Spülung: Geben Sie einige Tropfen reines Teebaumöl in ein Glas warmes Wasser. Gut durchrühren und täglich mehrmals ausgiebig den Mund mit dieser Mischung ausspülen.

Zahnpflege: Verwenden Sie eine spezielle Teebaumölzahnpasta, oder geben Sie zum Zähneputzen einige Tropfen reines Teebaumöl auf die Zahnbürste.

Teebaumöl in der Zahnpflege gibt nicht nur frischen Atem, es beugt auch der gefürchteten Parodontose vor. Und das schon mit wenigen Tropfen!

Tierpflege mit Teebaumöl

Teebaumöl ist nicht nur ein Segen für die Menschen, auch die (Haus-)Tiere können davon profitieren. Auf den folgenden Seiten finden Sie zahlreiche Tips, wie Sie Teebaumöl zur Tierpflege einsetzen können.

In Tierarztpraxen in Australien und Amerika, aber auch in verschiedenen anderen Ländern wird Teebaumöl zunehmend zur Tierpflege verwendet, weil seine Inhaltsstoffe antiseptisch, ungezieferabwehrend und pflegend wirken. Besonders Hunde, Katzen und Pferde werden mit Teebaumöl oder Teebaumölpräparaten behandelt.

Verwenden Sie bei jungen und kleinen Tieren kein reines Teebaumöl, sondern mischen Sie dieses mit Oliven-, Mandel- oder Avocadoöl (aus der Apotheke). Auch bei Katzen kann eine solche Mischung generell angebracht sein, da sie sehr geruchsempfindlich sind.

Teebaumöl in der Tierpflege

Shampoo

Verwenden Sie ein Tiershampoo, dem Sie einige Tropfen reines Teebaumöl beigemischt haben. Lassen Sie es einige Minuten lang einwirken, dann auswaschen. Kleine Tiere gut abtrocknen. Die Prozedur mindestens einmal wöchentlich wiederholen, bis das Tier z. B. eine Floh- oder Läuseplage losgeworden ist.

Abreibung

Zwischen den Wäschen reiben Sie das Fell mit einem Schwamm, auf den Sie – je nach Tiergröße – 10 bis 20 Tropfen reines Teebaumöl geträufelt haben, ab. Nach dieser Behandlung das Fell gründlich bürsten.

Wiederholen Sie diese Prozedur täglich.

Teebaumöl gegen Läuse

Tragen Sie, je nach Tiergröße, 10 bis 20 Tropfen reines Teebaumöl auf das Fell auf, und verteilen Sie es. Bürsten Sie es dann gründlich in das Fell ein. Wiederholen Sie diese Anwendung so lange, bis die Läuseplage beseitigt ist.

Teebaumöl gegen Flöhe

Zu einer Teebaumölbehandlung gegen Flöhe sollten Sie Ihr Haustier ins Freie bringen, damit die Flöhe nicht im Haus abspringen!

Teebaumöl gegen Insektenstiche

Direkte Anwendung: Geben Sie einige Tropfen reines Teebaumöl auf die betroffene Stelle, und massieren Sie es sanft ein. Bei Bedarf mehrmals täglich wiederholen.

Vorbeugung: Mischen Sie 20 Tropfen reines Teebaumöl mit 100 Milliliter abgekochtem Wasser, und geben Sie diese Mischung in eine Sprühflasche (wie sie beispielsweise zur Blumenpflege verwendet wird).

Vor Gebrauch sollten Sie die Mischung gut durchschütteln.

Sprühen Sie mit dieser Teebaumölmischung das Tier ein, vor allem den Ohren-, Schwanz- und bei Pferden auch besonders den Mähnenbereich.

Teebaumöl gegen Zecken

Geben Sie einige Tropfen reines Teebaumöl unmittelbar auf die Zecke, und drehen Sie diese nach einigen Minuten Einwirkungszeit vorsichtig mit einer Pinzette heraus.

Danach einige Tropfen reines Teebaumöl auf die betroffene Stelle auftupfen, um Infektionen zu vermeiden und den Heilungsprozeß zu beschleunigen.

Wenn Ihr Tier von Zecken gebissen worden ist, dann hilft Teebaumöl, um diese lästigen Blutsauger wieder sanft aus der Haut herausdrehen zu können. Passen Sie dabei auf, daß der Kopf der Zecke nicht in der Haut steckenbleibt, sonst droht eine Entzündung.

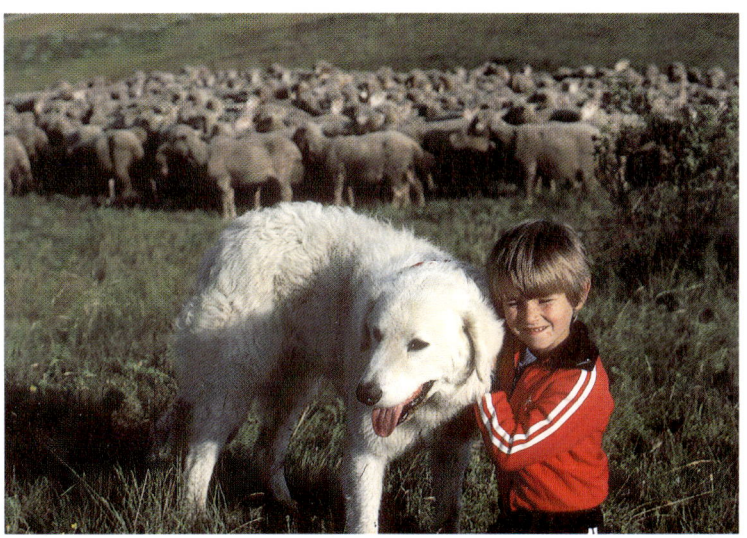

Hunde und Katzen, die sich viel im Freien aufhalten, werden oft von Flöhen oder Zecken geplagt, die auch auf den Menschen überwechseln können. Schützen Sie sich und Ihr Haustier mit Teebaumöl!

Teebaumöl ist auch in der Tierpflege vielfältig einsetzbar: Es hilft gegen Ohrmilben und Pferdebremsen ebenso ...

Teebaumöl gegen Ohrmilben

Diese lästigen Parasiten können bei Ihrem Haustier einen quälenden Juckreiz, aber auch langwierige Entzündungen verursachen. Sie sollten die Behandlung nicht »auf die lange Bank« schieben, denn auch gegen Ohrmilben können Sie Teebaumöl sehr erfolgreich und doch sanft einsetzen.

Tragen Sie vorsichtig mit einem Wattestäbchen einige Tropfen reines Teebaumöl im Ohrinneren auf.

Teebaumöl gegen Pferdebremsen

Gegen die lästigen Pferdebremsen, aber auch gegen Fliegen hilft die Anwendung von Teebaumöl.

Tragen Sie zur Vorbeugung einige Tropfen reines Teebaumöl um die Augenpartien, am Kopf und an anderen gefährdeten Körperstellen auf.

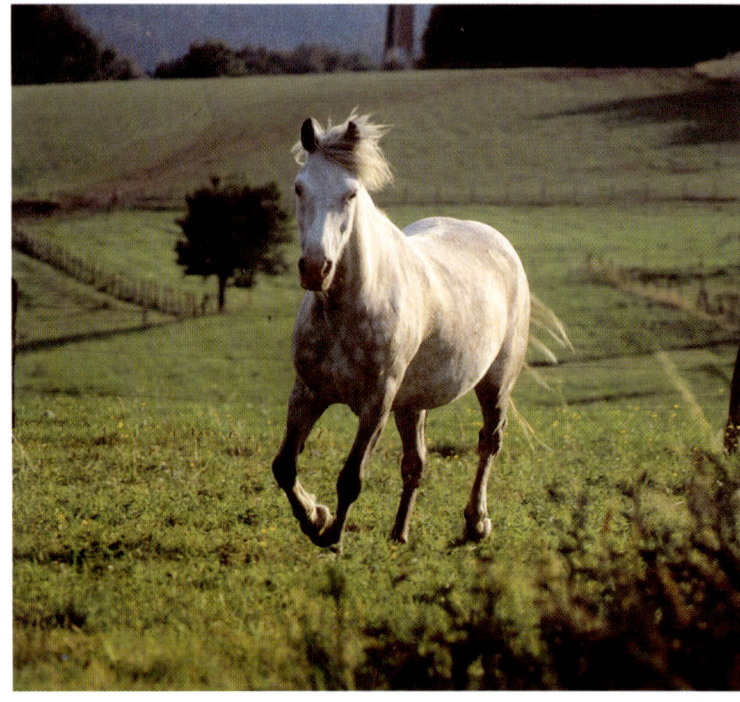

Selbst bei so großen Tieren wie den Pferden hat sich der Einsatz von Teebaumöl zur Pflege und Behandlung von Krankheiten als sehr wirkungsvoll erwiesen.

Teebaumöl gegen Hautausschläge

Direkte Anwendung: Geben Sie einige Tropfen reines Teebaumöl auf die betroffenen Stellen, und massieren Sie es sanft ein.
Lotion: Sind größere Hautpartien betroffen, mischen Sie Olivenöl (aus der Apotheke) mit reinem Teebaumöl (Mischungsverhältnis: je nach Tiergröße 10 bis 50 Tropfen reines Teebaumöl auf 100 Milliliter Olivenöl). In eine dunkle Flasche abfüllen und vor Gebrauch gut schütteln. Massieren Sie diese Mischung ins Fell ein.

Teebaumöl gegen Satteldruck und Hufentzündung bei Pferden

Geben Sie einige Tropfen reines Teebaumöl auf die wunden Stellen. Bei einer Hufentzündung benötigen Sie etwa 20 bis 30 Tropfen, bei Satteldruck je nach Größe der Wunde.
Diese Behandlung hilft auch gegen Geschwülste: Tragen Sie dreimal täglich einige Tropfen reines Teebaumöl auf die betroffenen Stellen auf, und massieren Sie es sanft ein.

Teebaumöl gegen Wunden

Verletzungen und Schnittwunden können – sofern sie nicht zu groß sind – erfolgreich mit Teebaumöl behandelt werden. Bei größeren Wunden oder bei einer Verschlechterung des Allgemeinzustandes des Tieres sollte man allerdings sofort einen Tierarzt zu Rate ziehen! Geben Sie einige Tropfen reines Teebaumöl auf die betroffene Stelle, und massieren Sie das Öl sanft in die Wunde ein. Oder tragen Sie das Öl mit einem Wattetupfer auf.

Fellpflege

Sie können Teebaumöl auch zur allgemeinen Fellpflege verwenden. Dadurch wird nicht nur das Fell kräftig und glänzend – eine solche Behandlung dient gleichzeitig auch der Vorbeugung gegen Erkrankungen.

… wie gegen Hautausschläge, Wunden und für die Fellpflege. Ihr Haustier wird begeistert sein!

- **Lotion:** Geben Sie einige Tropfen reines Teebaumöl in eine Sprühflasche mit Wasser, und sprühen Sie das Tier vor dem Bürsten oder Striegeln leicht mit dieser Mischung ein.
- **Shampoo:** Wenn Sie für Ihr Tier ein spezielles Shampoo verwenden, können Sie auch diesem einige Tropfen Teebaumöl zusetzen.

Literatur

Bulla, Gisela: Natürliche Heilung durch Aromatherapie. Südwest Verlag. 2. Auflage, München 1996
Cernaj, Dr. I./Cernaj, Dr. J: Gesund und schön durch Enzyme. Südwest Verlag. 2. Auflage, München 1996
Diedrich, C.-M./Simons, A.: Das Teebaumöl-Praxisbuch. Scherz Verlag. Bern 1996
Drury, Susan: Die Geheimniss des Teebaums. Windpferd Verlag. Aitrang 1992
Kluge, Heidelore: Heilkräuter aus der Apotheke. Südwest Verlag. 2. Auflage, München 1996
Kluge, Heidelore: Durch Teebaumöl gesund und schön. Südwest Verlag. 7. Auflage, München 1996
Olsen, Cynthia: Die Teebaumöl-Hausapotheke. Windpferd Verlag. Aitrang 1994

Adressen

Fertigpräparate auf Teebaumölbasis erhalten Sie u. a. bei folgenden Firmen:

ALVA
Umweltschonende Produkte
Mindener Straße 63
49084 Osnabrück
Tel.: 0541/708707
Fax: 0541/708706

Amyris
Weinstraße 22
74343 Sachsenheim
Tel.: 07046/7539
Fax: 07046/7782

Australien Import Traders
Barber & Baldwin GmbH
Siplingerstraße 28
87257 Sonthofen-Rieden
Tel.: 08321/71265
Fax: 08321/71261

BERA Naturprodukte
Ralf Beermann
Porssenweg 9

48429 Rheine
Tel.: 05971/65708
Fax: 05971/65708

BIO-DIÄT-BERLIN
Selerweg 43–45
12169 Berlin
Tel.: 030/7952011
Fax: 030/7967233

Melaleuka GmbH
Postfach 200140
66042 Saarbrücken
Tel.: 06897/77188
Fax: 06897/768177

Neumond
82211 Hersching
Tel.: 08152/8800
Fax: 08152/2211

Paul Schrader & Co.
Gutenbergstraße 7
28844 Weyhe bei Bremen

Tel.: 04203/43243
Fax: 04203/43232

Primavera
87477 Sulzberg
Fax: 08376/80892

Spinnrad GmbH
Am Luftschacht 3A
45886 Gelsenkirchen
Tel.: 0209/17000-0
Fax: 0209/17000-40

TEA TREE AUSTRALIA
Gärtnerweg 2
A-5061 Elsbethen
Tel.: 0043-662/623258
Fax: 0043-662/623258-4

Werner & Winkler
64546 Mörfelden-Walldorf
Fax: 06105/74560

Hinweis

Das vorliegende Buch ist sorgfältig erarbeitet worden. Dennoch erfolgen alle Angaben ohne Gewähr. Weder Autor noch Verlag können für eventuelle Nachteile oder Schäden, die aus den im Buch gegebenen praktischen Hinweisen resultieren, eine Haftung übernehmen.

Impressum

© 1996 Südwest Verlag GmbH & Co. KG, München
3. Auflage 1997
Alle Rechte vorbehalten. Nachdruck – auch auszugsweise – nur mit Genehmigung des Verlages.

Redaktion: Dr. Bertram J. Ganzfelder
Redaktionsleitung: Josef K. Pöllath
Medizinische Fachberatung:
Dr. med. Christiane Lentz
Bildredaktion: Barbara Glöggler
Produktion: Manfred Metzger
Umschlag und Layout: Heinz Kraxenberger, München
DTP/Satz: AVAK Publikationsdesign, München
Druck und Bindung: Legoprint, Trento
Printed in Italy

Gedruckt auf chlor- und säurearmem Papier

ISBN 3-517-01859-7

Bildnachweis

AKG, Berlin: 28; Bavaria, München: 35 (TCL), 57 (SSI); Bilderberg, Hamburg: 11 (Wolfgang Kunz), 162 (Frieder Blickle); Das Fotoarchiv, Essen: 65 (Jochen Tack), 193 (Peter Korniss); Donatus Fuchs, Sidney: Titelbild (Einklinker); Dr. L. Reinbacher, Kempten: 123; Eric Bach Superbild, Grünwald: 26, 164 (Eric Bach), 73, 118 (Bernd Ducke); Hans Seidenabel, München: Titelbild (Fond); The Image Bank, München: 138 (N. N.); Tim Low, Cocktown: 2, 58, 67; Tony Stone, München: 12 (Doug Armand), 23 (Penny Tweedie), 52 (Phil Schermeister), 68 (N.N.), 71 (Rene Sheret), 90 (Jon Bradley), 95 (Chris Harvey), 142 (Beryl Bidwell), 177 (David Hanover), 194 (Lukasseck); Ulrich Kerth, München: 115, 154

Dank

Für die Unterstützung bei der Entstehung dieses Buches habe ich vielen Menschen zu danken, vor allem:
Ray Wilson, Cooktown/Australien, der das Hopevale-Projekt initiierte und mir viel über Australien erzählte;
Tim Low, Brisbane, der mir wichtige Hinweise über die Buschmedizin Australiens gab;
Vladimir Tretyakow, University of Sydney/Australien, der mir die neuesten Forschungsberichte besorgte;
meinem Mann Reinhard, der die gesamte Computerarbeit übernommen hat;
meinem Sohn Alexander für seine moralische Unterstützung.

Register